当状态低迷时，如何调整自己

FILLING THE GLASS

[美] 贝瑞·马哈（Barry Maher）◎著

秦程程◎译

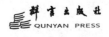

U0213781

群言出版社
QUNYAN PRESS

·北京·

图书在版编目（CIP）数据

当状态低迷时，如何调整自己 ／（美）贝瑞·马哈著；
秦程程译 . -- 北京 ：群言出版社，2017.9
书名原文：Filling the Glass: The Skeptic's Guide to
Positive Thinking in Business
ISBN 978-7-5193-0403-4

Ⅰ.①当… Ⅱ.①贝… ②秦… Ⅲ.①心理保健—通
俗读物 Ⅳ.① R161.1-49

中国版本图书馆 CIP 数据核字（2018）第 155535 号

Filling the Glass: The Skeptic's Guide to Positive Thinking in Business
Copyright © 2001 by Barry Maher
All rights reserved
Originally published by Dearborn Trade, a Kaplan Professional Company
Simplified Chinese rights arranged through CA-LINK International LLC
(www.ca-link.com)

北京市版权局著作权合同登记号：图字 01-2018-4563 号

责任编辑：李　群
封面设计：异一设计

出版发行：群言出版社
地　　址：北京市东城区东厂胡同北巷1号（100006）
网　　址：www.qypublish.com（官网书城）
电子信箱：qunyancbs@126.com
联系电话：010-65267783　65263836
经　　销：全国新华书店

印　　刷：北京时捷印刷有限公司
版　　次：2018年11月第1版　2018年11月第1次印刷
开　　本：710mm×1000mm　1/16
印　　张：16.5
字　　数：150千字
书　　号：ISBN 978-7-5193-0403-4
定　　价：49.80元

目 录
CONTENTS

序章

摆脱低迷状态的十种方法

罗恩·坎佩尔不仅智商高，销售技巧更是令人惊奇。在工业咨询事业部面试时，他积极的态度和活力给面试官留下了深刻的印象。两位前上司也对他赞不绝口，夸他有事业心，为人阳光、聪明、乐观、有进取心、诚实可靠。得益于这些优势，罗恩争取到了梦寐以求的工作。然而正因为如此，不到一年时间后他就气冲冲地打算从工业咨询事业部辞职。

罗恩刚被聘用时，我恰好在工业咨询事业部担任顾问，所以很快就认识他了。当时他28岁，之前在一对夫妻经营的一家小公司中担任销售人员，年薪只有3.3万美元。现在他已经进入世界500强企业，成为专业销售人员，年薪高达6.7万美元。像罗恩这种很有潜力的人才，年薪超过10万美元指日可待。到那时，公司会给他配车，福利待遇极为丰厚。对我们这些个体户而言，这简直太有吸引力了。我甚至开始怀疑自己选择单干是不是错误的。罗恩当然乐开了花，从进入公司那天起，他脸上总挂着迷人的微笑。

我每天早晨7:30到公司时，罗恩已经在训练室刻苦学习了。有时候，我晚上19:30或20:00才离开公司，此时罗恩居然还没有走，仍然缠着销售经验丰富的同事请教。罗恩入职后的第二个月，部门经理就让他在一次重要销售会议上给大家做了一次演讲，以激励大家。罗恩的出色表现给公司的前辈们留下了深刻的印象。

在我看来，罗恩最多在公司干18个月就会离开工业咨询事业部。在这里工作，你需要摆出一副玩世不恭的态度。我亲眼见证过许多本该成为顶尖销售人才的年轻人被这家乐于制定严苛销售指标的公司逼走。事实证明，我高估了罗恩，他没能挺到第 18 个月。

我和工业咨询事业部的合同期满后，罗恩自告奋勇送我去机场。这人又想向我取经。临别时，我把自己的名片递给了他。

我说："公司中的每个人都对你赞不绝口，夸你很有潜力。但是，如果有一天你觉得事业发展遇到了瓶颈，一定不要贸然行事，记得先给我打个电话。"

罗恩对我的好意表示感谢，并信誓旦旦地说自己会将这份工作当成毕生的事业，绝不会轻言放弃。"我已经骑上野马、坐上马鞍了。"罗恩说，"它可以尥蹶子，可以咬我，但绝不会甩掉我。"罗恩想告诉我他来自新泽西州，而他的销售经理则来自得克萨斯州。

8 个月后，罗恩终于憋不住了。他打电话给我，说打算明天向公司递辞呈。

"公司把价格定得太高了，"罗恩解释道，"我根本卖不出去机器。"

"罗恩，你可以卖掉你想卖掉的任何东西。"

"但这次不行。我根本达不到公司制定的销售额。这太荒唐了。"

"其他同事的业绩怎么样？"

"有些还可以吧。我估计大多数人的业绩都达标了。公司给销售人员的压力实在太大了，谁知道他们与客户是怎么沟通的。我从来不搞歪门邪道，但即便如此也根本达不到销售目标。而且我对公司的产品也没有信心。我的销售方法是先取得潜在客户的信任，然后再说服他们购买之前他们并不想买的东西。这才是销售的真谛。如果你的产品是目前市场上质量最好的……"罗恩的声音慢慢变小了。

我接过他的话题继续说："但是并非每个企业都能生产出质量最好的产品。"

"这就是问题所在。"

"罗恩，这确实是个问题。但是你不是在部门会议上说过吗？在汉语中，'问题'和'机遇'都用同一个词表示，不是吗？"

"是'危机'。'危机'和'机遇'是同一个词。"

"罗恩，你明天就要辞职了，你曾告诉过我这份工作是你毕生的事业。如果这不算是危机，那就是危机到来前的机遇。"

"你这话是什么意思呢？"

"我给你讲讲把杯子加满水的哲学吧……"

诺尔玛·兰德里是上帝的使者的下属。她管理着一个小教派，与销售完全搭不上边。

"在熊熊火焰一直燃烧的地狱，你怎么推销冰水呢？我可做不到。"诺尔玛把电话打到我的办公室时这样说，"我们教会的牧师也做不到。所以主教才让你参加教区举办的年会，用销售培训的方式来感染我们的牧师。"从诺尔玛说话的语气中，我能听出她根本不喜欢这套把戏。

"我听说耶稣是一位销售大师。"我盗用了电视上那些神职人员说的话。作为专职演讲人，我经常关注电视上神职人员讲话的节目。牧师们充满激情的演讲方式给我留下了深刻的印象。另外，作为一个不长头发的秃子，我感到很惊讶：牧师们的头发为何如此茂盛？

"撒旦也是啊。"

"销售人员涵盖的范围真广。"我承认。

但给诺尔玛造成困扰的不是销售人员，也不是面前的这位秃头顾问。她真正的问题是新来的那几位主教。

在召开年会的前一天，诺尔玛向我诉苦："突然间，金钱变成了衡量一切的标准。而我就是制定标准的那个人。我总是敦促牧师们多向教众筹集些钱，越多越好。这完全违背了我干这份工作的初衷。还是老一辈的主教好，他们只评判我们的灵魂，不在乎能筹集多少钱。"

诺尔玛递给我一张纸。

"这是什么？"我问。

"今天主教将向牧师们致欢迎词，我想把这段话加进去。"

于是我读到了下面这段话：

请通知各位教众，虽然维持教堂运营只需要很少的开销，但上帝并不需要教众的钱。今天早晨我和上帝沟通过，他说做上帝最好的一点就是他不用靠教众捐献的钱财来完成自己想做的事。创世纪时，上帝没有用一分钱就创造了宇宙。他让我告诉那些向教众收取募捐费的牧师们，你们应该把钱用在你们想帮助的人身上，而不是从那些人身上搜刮钱财。上帝希望大家立刻按照他的指示去做。否则上帝就要降临并且亲自把钱收走，一分不许少。

我抬起头笑了笑，但诺尔玛却笑不出来。我本想讲个笑话让她轻松一下，谁知却适得其反。

我问诺尔玛："明天你为什么不来一趟我的工作室呢？"

"为什么要去？"

的确，她为什么要来呢？罗恩·坎佩尔是位销售员，而我是销售顾问，所以我为罗恩答疑解惑并帮他度过危机没有什么好奇怪的。我不知道在汉语中危机和机遇是不是真的用同一个词表示，但大家都认为是这样。他们还告诉我，在汉语中可口可乐的意思是"啃蜡烛的蝌蚪"。关于这件事的细节，我们一会儿再讨论，现在我要告诉你一件事：在我们的帮助下，罗恩已经成功度过职业危机，如今他已经成为工业咨询事业部中最成功的销售人员。用罗恩自己的话说，虽然他现在是"更抑郁、更聪明的边缘人物"，但实际上他仍是工业咨询事业部所有销售人员中最积极的一位。罗恩在很大程度上给予了我信任，他采纳了我的建议：做自己的大师。

一个销售顾问又能够给予诺尔玛·兰德里什么实际意义上的帮助呢？诺尔玛说："是它改变了世界。它教会我如何把目前从事的工作变成我想做的工作。它赋予我激情，赋予我发自内心的、敞开心扉的热忱，让我能够做好每一件事。"

教区主教也察觉到了诺尔玛的改变，他说："最近，诺尔玛的表现实在太好了，是她让我成了一个好老板。"

就像我说的，我是做销售顾问起家的。今后，我大部分的工作仍然是为销售人员提供帮助。但这本书并不是写销售的，它是一本引领你走向成功的书。书中讲的策略不仅仅针对销售人员，还针对这个世界上的每一位从业人员。

最近，《销售力》杂志刊登了一篇文章，说"对那些实力强劲、久负盛名的客户来说，贝瑞·马哈是商界最有实力的销售培训师"。面对这样的夸奖，我确实不敢当。但现在我必须抛弃那些虚伪的谦虚无耻一次，炫耀一下自己的能力。没错，作为培训师，我的确是一流的。说这话也许有点儿过头了。然而，我为什么要更加频繁地和那些公司高管、经理以及从业人员接触呢？他们大多都和诺尔玛·兰德里一样从事与销售完全无关的职业吗？一本由销售顾问写成的书又能为他们带去什么呢？

我们来谈一谈正直怎么样？

没错，就是正直。我要说的并不是公司手册中那些模棱两可的鼓励性话语，也不是关乎诚实或操守之类的正直标签。虽然我是诚实和道德的坚决拥护者，但本书并不是介绍道德问题的教科书。我既不会向大家传教，也不扮演道德导师的角色。我真正想做的是用其他方式来刺激大家。（无论你是谁，我都希望你能在本书中找到与自己的观点完全相左的内容。）

如果本书确实能为你提供切实可行的方法呢？如果你真的可以在不牺牲自我、不改变做人初衷的前提下实现人生梦想、达成事业目标呢？

这样一来，你把钱花在本书上就很值得，即便你不相信我有关汉语的言论。

☼ 对公司的产品缺乏热情，怎么办？当下的工作和期望相差甚远，怎么办？

销售实践证明，正直是成功推销的关键，玩世不恭地诡辩根本行不通。金牌销售员拥有的职业素质绝对可供借鉴，它可以帮助所有销售从业人员达成既定目标。

作为销售人员，我们不得不面对一个让你悲伤的赤裸裸的真相——大多数销售人员对公司产品缺乏热情，无法在销售过程中表现出应有的积极态度。

更有甚者，销售人员对产品的描述（至少是暗示）常常名不副实，对产品的描述与产品本身完全不相符。

对于大多数人而言，还有一个普遍让他们悲伤的简单真相：大部分人都对自己的职业和从事的工作有着殷切的期待。但是，残酷的现实却阐述了另一个真相：我们从事的工作和期望相差甚远。

当我们诚实地面对自己的内心时，事业与职业间的鸿沟便会转化为痛苦，它既让我们难以自持，也让我们难以与周围的环境和谐共处。

　　无论是否从事销售工作，我们都要面对这种差异性给我们带来的精神折磨。而本书介绍的方法却能把销售员从让他们困顿的泥潭中拉出来，教会他们如何与内心的消极想法和平共处，让他们重新觉得自己表里如一，积极面对眼前的工作。同样，非销售人员阅读本书也会受益匪浅，它能让你成功迈出第一步。

　　我在本书中给出了十种简单易懂的方法，掌握它们你将轻而易举地斩断现实枷锁的束缚。本书不仅能给你自己和客户创造一个积极轻松的交易环境，还能让你在销售这条路上创造辉煌。如果运用得当，无论是销售人员还是非销售人员，都将离成功不远。当然，每个人对成功的定义各不相同。

　　我在前面说过：这不是一本介绍销售的书，也不是介绍道德问题的书，它是让你获得成功的教科书，是战略的汇总。

☀ 不要停止往杯子里加水

　　这个世界上有两类人：一种把世界上的人分成两类人，另一种则不做任何分类。第一种人说，在有些人看来，面对半杯水时，他们看到的是杯子有一半是满的，而另一种人看到这种情景则认为杯子有一半是空的。

　　众所周知，看到杯子有一半是满的的人更容易成功。与其他在商界广为流传的常识一样，这个暗喻已经超越真知范畴，成了无人不晓的陈词滥调。也许我们可以换一种新的说法：我想要造就的人、我想要雇佣的人，最终对他的事业、家庭、社会乃至他自己更有价值、更成功的人，是那些思考如何把杯子装满的人，而不是将目光聚焦在杯子是半空还是半满的现实状态的人。

　　这就是本书给出的实用指南：无论是空着一半的杯子还是装了一半水的杯子，先把杯子装满再说。最理想的状态是一直往杯子里加水，直到杯中的水溢出来。

　　以梦想为前提，不要与梦想背离，将能力发挥到最大限度。

牢牢掌控自己的命运以及自己的劳动成果。

用笑容从平淡枯燥的日子中拧出幸福的泪水，用微笑感染别人。

在不堪生活重负或无法改变现状的时候，告诉自己人生不如意事十有八九。

用雄心和远见打造未来的蓝图，在生命的厚土上全力以赴地耕耘，尽全力让生命之花茁壮成长。

设身处地为别人着想，敢于接纳别人的不同声音。

做一只在逆境中振翅高飞的海燕，让暴风雨来得更猛烈些吧。

☀ 有多少半满的杯子，就有多少装满杯子的方法

对你来说，有的方法可能看上去很熟悉，你或许也相信它们是正确的，但就是没有真正付诸行动。借助案例、简短的小建议、方法详解甚至几个寓言小故事，说不定你就可以把这些方法融入日常生活中。

※ 人生在世不如意事十之八九，不利因素随时都可能出现，要善于和不利因素和平共处。

※ 把杯子装满。态度很重要，但面对现实才是王道。

※ 成为自己的老师。你是自己最好的老师，当人生面临重大抉择的时候，你就是做决定的行销大师。

※ 不停地加水。通常情况下，我们总是习惯把最大的卖点隐藏起来。你不但要学会推销自己的想法、创意、项目，还要学会推销自己。

※ 搞清楚发展的方向。既要看清自己，还要看清外部环境，并从周围寻求志同道合的伙伴。

※ 磨炼自己的眼力，冷静地看待对方有何表现，让自己的观点更有说服力。

※ 在抵达成功的终点前，所有的失败都是垫脚石。切记，大师级工匠也犯过各种错误。

※ 面对不如意的事，学会鼓励自己，让自己最大的负债成为最雄厚的资产。

※ 改变量化评价规则以达成目标。看重数量确实很重要，但是给别人看起

来很多的印象比实际有多少数量更重要。

※ 不要因为获得了成功就停止前进的脚步。别让目标成为自己的绊脚石，享受过程比看重结果更重要。

众所周知，所有人都认同的真理不一定就正确。我列出的十种方法也是如此。只研究案例、听讲座、读书不可能参透现实，即使简单的一件事也包含着复杂的情节。因此，一个高明的作者要把自己对现实的感悟呈现给读者。本书中的内容就是我对现实世界的感悟，书中介绍的所有方法和技巧都已在商场中实践过无数次。

除此之外，出于保护个人隐私的考虑，有时候为了掩盖当事人所犯的错误，我对书中出现的名字做了更改，甚至有些真实情节也被掩盖。我把某些客户犯过的愚蠢错误也记录在了书中。这么做虽然是让读者更容易地学习，让读者有前车之鉴，但嘲笑别人犯的错误的确不好。毕竟金无足赤，人无完人。

我从来不认为本书中介绍的方法是通向成功的唯一途径。很显然，这种说法站不住脚。但以上十种方法的确能挽救你事业的危机，能弥合梦想与现实之间的差距。比起其他方法，这十条方法更完备，而且效果立竿见影。

罗恩·坎佩尔和诺尔玛·兰德里的经历就是最好的证明。

工业咨询事业部的机器价格比其他同类型机器的价格高很多。在这种情况下，我们会让销售人员变为产品附加值的一部分。罗恩就是这么做的。所以他才能在推销的过程中过关斩将，使工业咨询事业部的产品立于不败之地。

在向客户推销产品时，罗恩差不多就是半个专家。渐渐地，客户越来越依赖他。"没错，与其他厂家的产品相比，工业咨询事业部产品的质量也许没有那么可靠，"一位买家说了实话，"但这位推销员小伙子懂的却很多，他对该品种的铣削刀具了如指掌。能免费获得这些产品的信息非常值得。一旦机器出现问题，我们就可以根据这些信息自主维修，这样就省了一大笔维修费。对我们来说，这个小伙子已经成为我们不可或缺的一员。不仅如此，机器出现故障时，他随时都在场，这就能避免出现机器停工的窘境。"

最近，我和比尔·斯维兰德进行了交谈。他是工业咨询事业部的客户服务代表。"罗恩的订单每次出现问题时，"比尔说，"他都极力为客户争取最好的售后服务，有时候甚至比他自己的事还上心……我都忍不住怀疑，这人到底是在为谁打工。"

"但是，这才是客户选择我们产品的原因，"罗恩解释说，"他们都是因为我的服务好才甘愿掏钱。既然客户付了款，他们就应该享受高品质的服务。我向客户保证，既然客户花高价买我们的产品，我就要为他们服务到底。这就是工业咨询事业部的产品附加值的体现。"

这就是一致性的真实体现：罗恩不再怀疑自己的产品，因此他可以真诚地面对每一位客户。他对自己说真话，也对客户说真话，但依然能搞定一大笔订单。越来越多的人愿意买罗恩的产品，老客户也开始大量追加订单。

在这个世界上，还有很多像罗恩这样的人，他们想拥有职业热情，需要拥有职业热情，也应该拥有职业热情。本书就是帮他们打开机会之门的钥匙。按我说的做，所有人都能以高昂的积极姿态面对接下来的每一天。

我可是见证过奇迹的人。

☀ 即刻重启！跳出"马努杰死亡旋梯"

自己的职业预期总是和现实相差甚远，这个现象很常见。我可以再列举出无数个例子，甚至写一本书，填满整个图书馆都没有问题。

在《自我塑造与公司塑造》一书中，作者威廉·布瑞杰斯提出"工作"一词来源于凯尔特语，最初的意思是"嘴或嘴里的东西"。慢慢地，其词义发生了变化，开始指代"嘴里的一块、一束或一些东西"。接着，其词义又变为"嘴里含着什么东西做什么事"。最终，其词义固定为"某项任务或工作"。

这个词意思的演变过程也许可以解释为什么大多数人抱怨自己的工作，为什么完全满意现在从事的工作的人少之又少。

即使销售人员想尽办法做好本职工作，即使他的生活依赖于这些工资，但只要他对销售工作越来越缺乏热忱，他的工作表现就会越来越差。

同理，即使我们想尽办法做好本职工作，但只要我们对工作越来越缺乏热忱，我们的工作表现就会越来越差。

长此以往将会形成恶性循环。工作表现越差，我们就越缺乏自信，对工作越失去兴趣。越对工作失去兴趣，工作表现就越差，事业终将一蹶不振。在销售领域，我们有时候把这个恶性循环称为"马努杰的死亡回旋梯"（销售人员喜欢过分夸大事实。我们不是卖厕纸的，这是史诗级任务，关系到自我觉醒的生死考验）。阿瓦克·马努杰是我虚构的一位美国销售员，在 47 年中，他曾受雇于 207 家公司。

有时候，"马努杰死亡旋梯"会引发职业疏离感和抱怨。通常情况下，下属会离开公司，甚至放弃这项事业——比如脱离医生行业，开始从事销售工作。

我们想重新开始，为另一份职业理想而奋斗，直到下一轮"马努杰死亡旋梯"降临。

第一章

拒绝承认、拒绝接受：
这就是你失去工作激情的原因

❀ 从心底接纳工作带给你的全部

虽然每一款产品、每一家公司、每一份工作都有自身的不利因素存在，但没有一个工种能像销售人员这样经常被不利因素构成的陷阱所困。毕竟销售人员每天要和各种各样无比挑剔、怀疑心极重的客户打交道，想方设法获得对方的信任，唤起对方的激情，甚至还要让对方兴奋起来。销售人员必须向买家证明产品的价值。

我并不是说从事其他职业就能避开不利因素造成的消极影响。我们充其量只是延长了"死亡旋梯"的周期。

无论从事什么职业，都会面临消极因素的影响。但即使消极因素不断困扰你，你也要不断推销自己，要对这份工作、事业、职场生涯保持高度的热情和充足的信心。如果一位销售人员想真心实意地对待客户，把商品推销给对方，那么他首先要做的就是先向自己推销这件商品，让自己从心底里接纳它。一位诚实的销售人员真正要面对的最难缠的客户是自己。

其他职业亦是如此。如果丢掉了诚实，习惯于胡说八道，颠倒事实，你就一定无法全身心地投入工作。这原本是你能做到的，也是应该做到的。否则成功会遥不可及，更谈不上有职业满足感。多行不义必自毙，自己迟早会迎来厄运的惩罚。

我们可以改写一下林肯的名言：你能一直欺骗一部分自己，也能暂时欺骗全部的自己，但一直欺骗全部的自己绝对行不通。

消极因素永远都存在，你要勇敢地去面对它。

☀ "美好初衷"被击碎后该怎么办

"你做的是什么激励演讲？"一次，一位低层主管向我提出质疑。演讲开始十分钟后，他才走进来，刚听了五分钟的演讲后就插嘴了。"你通篇都在说我们的工作哪里做得不好，销售工作哪里不好，职场生涯哪里不好，公司产品哪里有问题，公司自身哪里存在问题。"他一边说一边紧张地环顾四周，好像害怕别人听见自己的话。同时，他也希望我这个古怪的人赶紧停止说这些邪说。"你到底怎么回事？这是应有的积极态度吗？我们已经够引人注意了，碰到的牢骚和抱怨也已经够多了，还用得着你提醒我们？"

难道这位经理说的话一点道理都没有吗？难道我也只看到半满的杯子吗？所谓积极的思考态度就是要有职业热忱，如果缺乏热忱，你该怎么在销售过程中说服别人甚至自己呢？

积极思维是个强有力的概念。全情投入不仅仅是将商品销售出去这么简单。只因儿子小法兰克唱歌不认真，美国著名歌手兼演员法兰克·辛纳屈就曾严厉地批评他："别再让我听见你唱歌。"法兰克·辛纳屈要表达的意思是：如果做任何事缺乏热情，你将一事无成。

作为一名激励团队的演讲者和销售顾问，我的主要职责之一是让所有人全情投入到自己的工作中去。但对销售人员来说，以下情形却屡见不鲜：销售人员知道，如果连自己都对自己公司的产品缺乏热忱，那么潜在客户就更不可能被公司的产品吸引。因此，在向潜在客户推销商品时，销售人员会尽全力表现得激情四射、热情主动。然而，随着工作经验逐渐积累，销售人员难免会看到公司产品或公司的不足。这样一来，销售人员便会陷入两难境地：

无法和客人坦诚相对，心理压力陡然增加。或者销售人员会从刚开始的雄心万丈退化为抱怨。

不切实际的积极思维不应该被称为积极的思维。洒了神仙粉的乐观者最喜欢这样做事。

有一则关于两个牛仔的故事。有两个叫斯利姆和泰克斯的人到处都找不到替人放牛的活，最后不得不面对失业的困扰。正好此时，当地的印第安人逃出了保留区。政府立即发出通知，称只要有谁能抓回来一个印第安人，政府就付给他10美元。两位牛仔自告奋勇到处搜捕印第安人。三天过去了，他们除了遇到响尾蛇和蝎子以外，一无所获。

有一天晚上，泰克斯被帐篷外的嘈杂声吵醒了。他偷偷地掀开帘子向外看，只见月光下1000多名全副武装的印第安人包围了帐篷，正在朝他俩住的帐篷走来。

泰克斯一跃而起，并将同伴摇醒："快醒醒，斯利姆！快醒醒！咱们要发财了！"

过分乐观的积极思考常常使结局很悲惨。为了突出积极思维，他们会将所有不利因素统统排除掉。拒绝接受当前的不利因素已经够糟糕的了，更要命的是对不利因素完全视而不见。然而，他们忽略事实所引发的惨剧超乎了每个人的想象。不幸的是，就像是那些印第安人包围了帐篷，很有可能这两个牛仔的下场不乐观。

在《如何打破所有规章获得成功》一书中，作者丹·肯尼迪谈到了他家乡的保险销售员们。

在美国俄亥俄州的爱格伦小镇上，每天清晨，保险销售员们都要在这里举行晨会。"朗诵积极向上的宣言，唱公司主题歌，围着桌子大踏步地走，听励志演讲录音带，看励志视频，每个人都一副雄心万丈的样子。""亲历一番鼓舞各个都斗志昂扬后"，所有销售员都会在一家叫作"蛋堡"的早餐店喝咖啡，然后就直奔战场，准备征服世界。

让肯尼迪觉得有意思的是，一到每天下午四点，傍晚的欢乐时光即将开启时，一批保险销售员会准时出现在一家叫作"干码头"的酒吧里。这家酒吧和"蛋堡"早餐店坐落于同一个购物中心。此时，曾经信心百倍、斗志昂扬的他们变得愁眉紧锁，一个个就像泄了气的皮球。看来是无情的现实世界给了这些人当头一棒。这些销售员根本不了解市场行情，到了实战的时候毫无准备，最终只能狼狈地败下阵来，用酒精麻醉内心的痛楚。

这种乐观大家都很熟悉。他们毫无头绪地满世界转悠，试图说服自己：这个世界上的一切都很美好。他们读着自我激励的书，听着励志演讲，把公司最新制定的销售用语背得滚瓜烂熟。一旦现实世界与励志演讲勾画出来的美好图景不符，他们要么就开始抱怨，要么就会滑向死亡旋梯（乐观死亡旋梯）的深渊，开始仓皇溃败，继而一蹶不振。到那时，乐观者的精神会高度紧张，看什么都不顺眼，感觉一切都和自己对着干。他们抱怨公司，抱怨工作，抱怨所有与自己"美好的初衷"相悖的事物。最后，他们不得不另谋高就，以求找到心目中的世外桃源。到目前为止，我还没有见过任何一位盲目乐观的人真正能步入桃花源，取得他们向往的成就。

☀ 积极思维？当心过度

很多公司都鼓励甚至要求下属贯彻这种肤浅的积极思维，却对隐藏在其背后的种种问题刻意逃避。乐观的人只会思考开心的事情，认为一切都很美好，杯子是半满的而不是半空的。所有暗示这个世界上任何一点问题的人，都有消极的缺陷，都应该停止将自己以及其他人一起拖下水。

在管理学上，"他态度积极"通常是指"他不发牢骚，不嘲笑我们愚蠢，说出的话都是正确的"，无论这种虚情假意多么明目张胆，多么滑稽可笑。对于肯进忠言的人，管理者们都会满不在乎地说："哦，他的态度太消极了。"但是，也许他有这种消极的态度也是有原因的——这可能是公司不能忽视的关键原因。

根据《新闻周刊》的报道，丹尼尔·伯纳姆刚接管雷神公司时，坏消息一个接着一个，让人猝不及防。按照他的说法，公司高管们"完全没有能力管理"，面对与现实完全不符的市场预测，管理者们竟然无力挽救危局，只能眼睁睁地看着公司滑向深渊。

"这帮混蛋！"丹尼尔终于忍无可忍了，他告诉公司高管们，"把实际情况搞清楚并告诉我们。别总在希望后面躲着。"

在伯纳姆看来，"雷神公司的优点之一是下属们都有积极的态度。但是，他们的盲目乐观也蒙蔽了自己的双眼"。

发现公司弊病后，伯纳姆将本量利分析预测削减了50%，雷神公司产品的市场占有率因此暴跌40%。瞧见了吧，这就是盲目乐观式积极思维造成的恶果。

> **建议：**
>
> 　　将之前认为"可行的"立即变为"不可行"，这个转变速度是极其惊人的，尤其是当它不以现实为基础的时候。

☀ "报喜不报忧"真的好吗

在老板眼里，汉克·英格霍姆是一位"经验丰富、头脑冷静"的老下属，也是一流的会计师。同事们很尊敬他，也很信任他。不久，汉克升职了。他认为作为经理其职责之一就是要极力宣扬公司的乐观信念。然而，短短几周时间，汉克却失去了下属们对他的信任。他突然觉得自己成了两面派，一直奉行的工作原则居然与现实完全冲突。汉克的心理压力骤增。

　　"更糟糕的事还在后面，"汉克继续说道，"倘若不顾及现实状况一味乐观地看待当下公司的状况，完全有悖于我的工作初衷和工作原则——实事求是地对现实情况进行评估。当初公司聘用我也正是看中了我的这个优点。但眼下根本没有人喜欢听我说的话。"

　　换句话说，汉克当初被提拔是因为他坚持实事求是的工作原则，但是现在公司又不让他做一个诚实的人。

　　在《不平凡的智慧》一书中，作者托马斯·奎克提到过这样一件事。

　　一天，他被邀请参加一个新计划研讨会，讨论一个新项目是否可行。通过听取其他与会人员的陈述，托马斯发现了几个问题，于是他便针对这些问题提出了一些修正建议。

　　"会场顿时陷入一片尴尬沉默的氛围中。过了一会儿，一位项目参与者气愤地说，他觉得我说的话很有道理，大家可以对这个提案进行表决了。从那一刻起，我就成了边缘人士——因为我带来了不确定性因素。接下来又进行了一些更加深入的讨论……很显然，他们都已经疏远我了。据我所知，这个项目耗资巨大，却并没有为公司带来任何实质性的收益，最后公司损失惨重。"

　　许多身在管理层的朋友都有过类似的经历。

　　通常情况下，这种故意对所有问题视而不见的态度不应该被称作乐观积极的思维，而应该被称为"报喜不报忧"，虽然那些执着于此的实施者将其称为社交行为、办公室政治或随大流。无论如何称呼它，如果能把公司花费在编造谎言以及逃避不利因素上的时间收集起来供我使用，那么我大概早就会"长生不老"了。

☀ 远离"假、大、空"

想一想雇佣你的那些公司，是不是即便会议制定的决策或官方的决议不符合现实情况，你也只能听之任之呢？

你参加过多少次这样的会议：大家的发言都是些陈词滥调，都是在做表面文章，所涉及的内容不仅和现实情况严重脱节，而且还要千方百计掩盖现实情况中的诸多不利因素。通常情况下，这些最新的营销说辞总是冠冕堂皇，其中的关键用语全部摘抄自时下流行的管理学概念。当初这些概念也许都是浓缩的具有革命性意义的智慧，但如今它们却被误用和错解，或者被那些资质平庸的企业主们滥用，殊不知这与创造概念的人的真实想法毫无关联。

如果可以收集各公司的会议纪要，我可能会重点看"客户服务"和"客户定位"这两项。有一天，我和一家公司取得了联系，他们刚经历一场大规模的并购案，最近还把公司的服务理念从"百分之百地让客户满意"换为"最容易合作的公司"。

"我们的核心竞争力就是为客户服务，"公司管理者们向我吹嘘，"所以公司进行并购时，我们才能成为最具吸引力的合作者。"

我与这家公司合作过，也与他们的客户打过交道，就连我自己也是他们的客户之一，所以对他们所谓的"核心竞争力"十分熟悉。然而，公司内部下属好像还没有意识到一个关键问题：说和做不是一回事，核心竞争力可不是说出来的。

我用了整整28分钟在听这家公司发来的语音邮件，整个邮件的核心内容概括起来就一句让我很困惑的话："我们十分珍惜与您的这次商业合作，请您耐心等待，不要关掉语音。"

这实在令人难以置信。"我们十分珍惜与您的这次商业合作，不要关掉语音"，这句话我们可以做这样的理解："我们十分珍惜与您的这次商业合作，因此愿意在降低你们的生产力的条件下提升我们的生产力——浪费你的时间，减少我的成本。"既然真心在乎我，还用他们特意强调？如果他们公司不重视我，我根本不会搭理他们。

28分钟后，我关掉了语音邮件。即便他们想掠夺我的时间或金钱，那也不能让这种虚伪的人得逞。我宁愿小偷用枪顶着我的肚子说："我想要你的钱，把钱包给我。"

我还知道一家公司，碰上他们我简直不用再为死亡担忧了。他们把时间都浪费在了说"顾客至上""下属是公司最重要的资产"这些空话上。如果我把他们浪费的时间搜集起来，也一定能让几位朋友长生不老，这样我在漫长的人生中也有人陪伴了。

☀ 你需要的是面对问题的勇气

一家规模很大的通信公司的总裁打算去分公司进行调研。总裁到达伊利诺伊州后，当地分公司的管理人员精挑细选出几位老下属和几位很有发展潜力的新下属与他一起参加晚宴。这些新下属是办公室中干劲最足的。而老下属深谙公司的规定，办事仔细，在领导面前不会出纰漏。吉姆·阿朗森是分公司所有老下属中最有学识、最偏激的一个，因此被刻意排除在名单之外。他明白自己对公司的价值，所以对是否能升迁不感兴趣。很难想象，如果他在场，会向领导吐露什么实情。

但是，阿朗森不愧是阿朗森。晚宴开始之前，他把一位有机会出席晚宴的新下属雪莉·钱宁叫到跟前谈话。这位年轻姑娘不到30岁，在事业上很有野心，而且十分聪明。她待人真诚，对工作全情投入，是位肯努力拼搏的乐观者，特别招人喜欢。雪莉的梦想是成为经理。大家都知道，这是早晚的事。

听了阿朗森的话，雪莉感同身受。她在地区分公司已经工作了一段时间，的确认为公司内部存在一个特别严重的问题——在进行年度评估时，能否提薪只看参加活动的情况，而不考虑完成业绩的真实情况；过度开支、盲目扩张、工作程序繁琐、为了做报告而做报告，这些都被当作真实的生产力而给予奖励。

"正是因为这样公司才人心浮动，很多下属都存在着负面情绪。"阿朗森说，

"对于模糊议题的指责比比皆是：缺乏团队精神；对公司不够忠诚；工作缺乏主动性；等等。在大多数情况下，这更像是公报私仇，不是对工作情况的客观评价。领导看谁不顺眼就给谁扣个大帽子。团队精神、忠诚度、主动性这些衡量标准都失去了实际意义。如果换作是你，又该如何反驳呢？如果你的上司明年还是看你不顺眼，你的工作怎么可能有所改进呢？"

雪莉点了点头表示赞同。阿朗森还特意给她准备了一篇从旧杂志上剪下来的文章。这篇文章提到了这样一个观点：通常情况下，年度工作业绩评估会让业绩表现持续下滑三个月以上。

"这家公司的业绩评估会造成更恶劣的影响。业绩下滑可不止三个月。"阿朗森继续说，"估计在接下来的一年中日子都不好过。这个公司已经落后同时代的企业15年了。管理人员必须把精力转移到提高工作业绩上，不能整天在人格问题上斤斤计较：准时完成83%的工作目标，将咨询成本降低11%。这些事应该是我着力去做的。而现在他们评估的却是谁看起来最忙，谁最会奉承领导。难怪那么多优秀人才都去了别的公司。"

晚宴当天，雪莉有点紧张，但她还是准备向总裁进言。总裁坐在讲台上，他的旁边是副总和所有地区分公司的管理人员。其他被邀请的人全部围坐在台下两张小一点儿的桌子旁。

吃完晚饭后，公司总裁站了起来。"正如大家所知道的，"他说，"今天晚上我们齐聚一堂，就是为了听听大家对公司有何实质性的意见、想法或合理的批评。我希望大家开诚布公，有什么就说什么。当然，要在合乎情理的范围内。我向大家保证，这里绝对安全。大家可以敞开心扉交谈，不必害怕被责备。"总裁笑了笑，"不管你的上司现在是否坐在我的旁边，大家敞开心扉聊。"

台下一片笑声。雪莉也笑了。但不幸的是，她并没有察觉到其他人的笑声中包含了一丝紧张。

随后，大家一个接一个站起来发言。他们发言的内容除了拍马屁还是拍马屁：公司有这么一位体贴下属、关注下属想法的总裁真是大家的幸运；公司一向注重民主，风气开放，其他公司从没有这么干过，在这里工作、发展事业真是三生有幸；正是因为公司有这样的经营理念，才能成为行业中的领导者。

没有任何人提到公司在行业内的领袖地位已然岌岌可危，也没有任何人谈到公司人才流失严重的问题，公司早就落后于同行业竞争对手一大截。偶尔解决的小问题也只局限于生产过程的领域，根本就无关痛痒。只要有人提意见，总裁就指派区域分公司副总裁或部门经理"调查一下具体情况，查看一下产品系统以及产品生产过程中有什么需要改善的"。实际上这就是做做样子而已，分公司才不管这些闲事儿，在场的没有一个人拿笔记录这些建议。

雪莉坐的地方很靠后，会议几乎快结束时才轮到她发言。发言前，她先站起身恭恭敬敬地感谢总裁的到来，接着她便说："我想说的问题可能涉及一些基础层面的制度。"话刚出口，雪莉的顶头上司立刻变了脸色，但雪莉并没有注意到这一点，"大家有没有注意到公司的业绩评估标准及补偿制度不太合理呢？"

虽然全场鸦雀无声，但大家都屏住了呼吸，空气异常紧张，大家都替雪莉捏了一把汗。对外人来说，听到质疑业绩评估标准和补偿制度这个问题确实习以为常，但在场的每个人（雪莉除外）都心知肚明，提这个问题绝对是公司的禁忌。如今这套评估标准和补偿制度是六年前制定的，而现在的总裁正是这些制度和标准的主要制定人之一。雪莉居然敢质疑到他头上。这可是总裁最为称道的业绩之一，当初他之所以被提升，主要归功于此。

"我们调查过所有类型的补偿政策，"总裁冷冷地说，语气中充满鄙夷，"也了解竞争对手都是怎么做的。研究过所有可供选择的方案后，我想我可以肯定本公司的补偿制度是全行业内最完备的。"总裁说完指了指坐在雪莉旁边的那位男士说："下一位。"

"但是，先生，"雪莉还在坚持，这无异于雪上加霜，"这是让大家最揪心的事——评价标准根本不公平，完全不利于生产发展。我们不奖励种了更多豆子的人，反而奖励变着花样数豆子的那些人，甚至有的人数了一遍又一遍。"

最后一句其实是阿朗森曾说过的话，伊利诺伊州分公司的经理都有所耳闻，但就是没有人能动得了阿朗森。

"最揪心的事？"总裁的声音冷得吓人，"那怎么直到现在都没有人提过呢？一个人都没有。在座的各位有谁同意这位女士……嗯，你怎么称呼？"

"钱宁，先生。"雪莉紧张地说，"雪莉·钱宁。"

"在座的各位有人同意钱宁小姐的观点吗？"总裁的意思很明显，不可能有人附和这么荒谬的问题。果然，没有一个人支持雪莉。"钱宁小姐，我想我知道你的问题所在了。你肯定把我们公司的业务搞错了。我们不生产豆子。"

总裁微微一笑。大家也都紧张地笑了。随后，另一个人站起来开始发言。

不用说也知道，雪莉·钱宁自己毁掉了在这家公司的晋升机会。六个月后，她辞职了。

在此之后，分公司的经理们便拿雪莉作为反面教材教育下属们和领导说话有何禁忌。领导也吸取了教训，清楚了今后召开同类会议时应该选派什么样的下属参加，参会前如何嘱咐下属别乱开口。区域副总裁严正警告当地分公司的所有经理，以后领导组织开全体会议，此类事件绝对不能再发生。

换句话说，在上层领导实地调研时，绝对不能让他们看到他们不想看到的尴尬事件。

于是自雪莉事件后，再也没有人敢顶风而上。然而，从长远的角度看，这种顶风而上的事其实越多越好。每次开会都应该有人提出不同意见，直到公司意识到并承认自身确实存在问题为止。即便当前这个问题还无法解决，但如果承认错误至少能让公司获得一个解释的机会，公司也可以让大家知道为什么这个问题目前无法解决。

❀ 强调团队精神并不意味着盲目从众

建议：

没有人喜欢被别人批评，但不喜欢并不代表不需要。

也许我们不喜欢听客户提问题，但如果问题真的存在，我们听听也没有坏处，因为我们无法控制客户的想法。作为销售人员，你不能提醒一位怒气冲冲的客户要注意态度，或者批评他们的想法太消极。公司可以控制下属——也许这是一厢情愿的想法。许多公司仍然秉持传统的观念：对待下属提出的异议通常实行乐观主义，或者给他们一些空头许诺，或者挥一挥精灵的魔棒，问题就解决了。

强调团队精神并不意味着盲目从众。如果你无法提出自己的观点，就不是团队的真正一员。如果你无法充分利用团队成员的创意，就根本不配当团队的领导。

通常情况下，面对下属提出的异议，领导总能找到理由敷衍，仅此而已。如果真是这样不妨开诚布公地说出解决方案。即便确实不便说出原因，也要将这一点如实相告。如果需要调查才能给出结论，也要事先通知大家，不要说句敷衍的话就把下属打发走。

☀ 你该在自己身上找原因

乐观地往好的一面看的确能吸引别人的注意，尤其是在情势不利的时候。作为经理，你想获得哪方面的消息，下属就一定会竭力配合；你想看到哪些数字，就能看到哪些数字。当然，这些数字很有可能是伪造的。

作为顾问，我有时候会采用隐蔽调查的方法：我会乔装成客户、新下属或新任经理接近目标企业。我们想搞清为什么大部分年轻人刚踏进职场时雄心万丈、干劲十足、对未来充满期待，但用不了多久他们就变得牢骚满腹、冷酷淡漠。在职场待得越久，他们的态度就越消极。

一位公司高管曾告诉我，除了吹风笛以外，最费气力的就是拼命向 CEO 解释"公司内部到底出了什么问题，下属们到底有什么异议"。

你公司的老下属是不是也总是一副牢骚满腹的样子？你是否害怕新下属被他们传染，所以想尽办法把新下属和老下属分开？如果你真的有这方面的顾虑，惧怕抱怨和疏离感会影响公司业绩，那么就该好好在自己身上找一下原因，问一问老下属为什么会变成这样。

挖掘反对意见

阿尔弗雷德·斯隆曾是通用汽车集团主席。一次开会时，他问委员会成员们："大家是否都同意这样做？"所有人都点点头。"好吧，既然这样只能暂时休会，谁有不同意见再继续交流，让他给大家讲讲我们不能这么做的原因。"

保罗·科里根是《莎士比亚论管理艺术》一书的作者，而我是这本书的忠实粉丝。科里根指出，管理者需要在权力圈外围培植智囊团，从远离权力中心的那些人身上获得真相，让他们给你提出中肯、实际的建议。莎士比亚在自己的戏剧中指出："小丑才是预言的证明者。"国王的弄臣往往更值得信任。他们诚实，看待事物没有偏见，比其他大臣强多了。在美国商界，这个说法并不陌生。至少对我认识的几位副总裁来说，这是我唯一能提供给他们的从业建议。

建议：

保护和培养那些能对你讲真话的人，无论这真话多么难听。

我就是在权力圈外围指定几名顾问，让他们针对公司运营的各方面向我提出中肯的建议。

乐观地思考和乐观地往好处看会把公司推向绝路。就像商业专家丹·肯尼迪说的："把提意见、质疑公司、揭露公司弊病的下属当成'消极思考的人'，将他们视为洪水猛兽，必将对其除之而后快的想法简直愚蠢透顶。"肯尼迪说话从来不拐弯抹角。

请不要搞错了，积极思维确实有着巨大的魔力，绝对受人肯定，但我们要以事实为基准。科学研究已经无数次揭示了积极态度对人的显著影响：在最近被诊断出乳腺癌的女性患者中，态度积极的患者更愿意直面疾病的严重性，愿意积极配合医生治疗；而抱消极态度的患者则对疾病持否定态度或轻言放弃治疗。

如同一位研究者所说："我们要教给孩子实事求是的态度，而非不切实际的盲目乐观。"

·☼· 尊重唱反调的人

脱离实际的乐观思考非常不利于企业发展，因为你看不到企业存在的问题。在乐观思维的支配下，下属会逐渐变得牢骚满腹、冷酷漠然。管理者不能做到广开言路，就无法从下属身上获得多元化创意。

> **建议：**
>
> 聆听不同的声音，博采众家之言。

如果你是一家公司的经理，有 100 名下属，倘若他们一人提一个建议，你就能获得 100 种解决问题的方案。如果所有人的意见都统一，你就只有一个选择。很显然，作为经理，你当然希望下属支持你，但前提是你要允许存在不同的意见。

"总裁的办公桌上放着一个提示牌，上面写着'团体的智慧胜过个人的智慧'，"一位公司高管解释说，"但是总裁做事一贯独断专行、事无巨细，所有人都得听他的。"

> **建议：**
>
> 上司怎么说就怎么做，这样的下属是不称职的。如果你强迫下属一切事务都听从你安排，那么你作为上司也不称职。

拉什·林堡非常尊重自己的粉丝，如果他认为粉丝们都是"千篇一律"的人，他早就对他们不屑一顾了。什么是"千篇一律"？在我看来这个词不仅指那些无法独立思考的人，甚至还指那些无法将自己的主张表达出来的人。

> **建议：**
>
> 　　作为一个独立个体，如果你没有一些非大众化的创意，那么你就是个没有思想的人。

　　阿尔特·哈默是阔普咨询公司的主要合伙人。这家公司坐落于田纳西州的纳克斯维尔，曾帮助多家企业进行创意策划、创意改进和测试。阿尔特测试过的创意已经高达几十万个。"我发现一个规律，只要下属们一致同意某个创意，该创意成功的概率只有25%，剩下50%的创意完全无效，最后25%的创意甚至会起反作用。"

　　我不止一次听到一位乐观的经理以非常正当的理由辞退下属，他还不忘引用作曲家让·西贝柳斯的话："自古以来从来没有人为批评者塑过像。"

　　我听过的对此话最好的回应来自一位新来的图书管理员，她被老板责备了。"真的吗？"图书管理员指着老板桌子后面角落里放着的一尊伏尔泰的半身像说，"伏尔泰批评了整个法国社会。杰弗逊总统、作家佩恩、哲学家卢梭也是这样。许多类似的名人都有雕像。我猜20世纪早期厄普顿·辛克莱在书中揭露工厂虐待童工的事时，肯定也有人劝过他别竟写些消极的事。还有弗雷德里克·道格拉斯，他对奴隶制一句好话都没有说过——他是一个唱反调的人。"

☀ 先当一回"出气筒"

　　很显然，无论是企业或个人，总是沉浸在消极思维中确实没有好处。你不能让这种态度纠缠你，你要做的就是了解它们而已。没错，做任何事都要以具体环境为出发点。没有哪家企业想要或需要一位总是抱怨、传播负能量和无事生非的员工，他们在所有可能的情况下总是朝着最坏的情况想。所以，公司必须创建专门机制听取员工的意见。只要有了可以发表意见、发泄情绪的渠道，员工便可畅所欲言，公司也有机会发现自身的问题并进行改进。

一旦自己的意见被公司重视，员工就会从心底里产生归属感。他们成了公司的一部分，愿意与公司共担风险。相比之下，如果员工长时间被公司忽视，他们就会在心底里将自己与公司划归成两个独立团体，变成"我们对抗他们"。允许员工发牢骚也是企业文化的一部分。它可以成为一种娱乐，也可以成为一种具备竞争因素的运动。

"你觉得自己倒霉吗？还是听听我的经历吧。"

"如果你认为他受委屈了，那么先听听他们是怎么对我的吧。"

对每个人来说，当出现问题或某项任务没有完成时，他总是能找出一套理由和借口推脱。

几年前，一篇写给医疗工作者的时事通讯为患者的看护们提出了几条有益于自身健康的可行性建议。其中有几条是：抱怨有两种，一种可以减缓压力，而另一种却只能徒增压力。聪明的公司知道如何给员工和顾客发泄的渠道——这的确是一个不错的选择。开明的公司就该先当出气筒，再帮员工树立积极思维。

三角洲航空公司是这方面的典范，无论员工有什么意见，都可以直接反映到各个领导层。连看大门的人都可以坐下来与总裁面对面交谈。总裁会先解决看门人的问题，然后再向对方阐明公司为什么这样做。其他公司要么设立意见听取专员这个岗位，要么建立匿名邮件系统收集员工的意见。但大部分企业的首选仍是建立解决员工焦点问题的工作小组。

❀ 为什么要帮"敌人"翻墙入侵呢

一天，我看到一位从业经验丰富的经理一封邮件都没有读，就把下属意见箱中的所有信件随手丢入垃圾箱。发现我正在看着他时，经理大笑起来。"都是些陈词滥调，垃圾而已。"他说，"我为什么要把时间浪费在读这些垃圾邮件上呢？"

当时，我真希望自己能说一两句鼓励他的话，让这位经理认识到倾听下属意见的重要性，但是我没有找到合适的措辞。直到后来我乘飞机回家并在飞机上喝酒放松时，脑海中突然蹦出一个历史典故。16 世纪早期，巴黎城墙外的垃圾堆积如山。国王知道后非常害怕，因为如果敌军爬上垃圾堆翻过城墙进入巴黎城中，那么法国可要遭殃了。

无论是个人还是企业，都不能忽视自己的垃圾堆，不能对那些消极因素视而不见，也不能假装其不存在。

一家企业或某个人之所以获得成功，就是因为他们有实事求是的态度。无论你有多么乐观，你都不能想当然地虚构现实。当然，乐观的人也能看到一些实情。但是，他们看到的实情和现实情况却有着天壤之别。这就好像随时更新的汽车俱乐部地图和我们理想中的地图一样，没有弯路，没有急转弯，没有桥和大山,更没有像 80 号公路(从丹佛到宾夕法尼亚州)上那片一成不变的玉米地。

☀ 接纳工作中的不完美

保持乐观态度的同时多考虑现实因素，这完全可行。既然是普通人，你就免不了会犯错误。失败、事业受阻、产品有问题或公司有问题，这都在所难免。接纳生命中的消极因素不仅合情合理，而且关系到你是否能保持平和心态，关系到心中所想与现实世界是否协同一致。我指的是整体性、完整性，不会与理想渐行渐远。最终，这也将关系到你是否能取得成功。

逃避问题是消极的做法，正视问题、解决问题才是真正意义上的积极思维。

正如我之前所说的，正直的销售人员必须先从心底里接纳产品的不完美，只有这样才能让自己对销售事业充满热忱，才能将产品推销给客户。而我们也必须接纳工作中的不完美，接纳商场生涯中的不完美，只有让所想与所做保持一致，我们才能充满干劲，才能继续在商场中拼杀。

可以接纳不完美并可以让所想与所做保持一致的人，才能真正活出自我和干自己想干的事。或者至少他的内心不会充满矛盾，不会觉得自己的所作所为有悖初衷。和乐观的人相比，这样的人可以全身心投入工作，内心对于事业的真挚激情也会持续更久。

很显然，人的一生不可能完美无缺，一家公司、一份事业也是如此。我的意思并非是说你从此就将过上幸福美满的生活。就像马尔科姆·福布斯（译者注：经济学教授、《福布斯》杂志的创办人，生前是世界首富之一。）所说的："如果你在工作中没有受过气，那你肯定没有工作过。"工作就是消弭你自身、你的理想和现实三者之间矛盾的过程。

☀ 不好的事不会伤害你，但你看待这些事的方式会伤害你

"没错，我们公司生产的零部件当然贵啦，"一位销售人员可能会这样和潜在客户说，"与其他同类公司相比，我们的产品的确贵一倍！但是我们绝对会满足客户的任何需求，所以这个价格物有所值。"

面对产品价格方面的劣势，这名销售人员可以换一种沟通方式让客户接受。同样，面对工作中的种种不利因素，我们也能与其和平相处，因为不利因素中蕴藏着有利因素。只要你能把握好优劣两方面的平衡，就能从容应对产品和工作中的问题。

诚然，现在这份工作并非我最初喜欢的，收入也没有达到我的预期标准，但是我仍然干得很开心。考虑到自己的教育背景，我能拥有这份工作已经很幸运了。

保持状态平衡很简单，你只需综合衡量一下优劣面。在这样一个不错的小城镇里生活，需要达到的月薪是多少？如果想要快速晋升，你还愿意承担多大的额外压力？

你要做的就是说服自己。为了达成目标，你必须决定自己愿意付出多少成本和心血。为了说服自己、家人或朋友，你要考虑自己该做出多大的牺牲。

"事情本身并不会伤害和阻碍我们，"斯多亚学派哲学家艾皮科蒂塔斯说，"人也是如此。真正带来麻烦的是我们自己的态度和对事态的反应……虽然我们无

法选择外部环境，但是我们还是可以把握处理问题的方式。"

不幸的是，有时候有些事情的确会阻碍我们——如果艾皮科蒂塔斯遇到过车祸，他也许就会改变观点。那些拿枪带刀的人更令人讨厌。我们在工作中遇到的一些人或事情，也足以让艾皮科蒂塔斯重新评估自己的这番话。但有一句话他说对了，即我们可以把握处理问题的方式。

我们大家都知道这一点，但是依然被环境左右着。

> **建议：**
>
> 　虽然改变世界很难，但是改变自己对这个世界的看法却容易得多。相信我，这两种方式我都尝试过。

因此，我们完全可以做到与生活中的消极因素和平共处。我们只需说服自己并控制好优劣平衡，眼前的工作、事业及生活都是最好的。你要先与不利因素和平共处，然后将其抛至脑后，只专注于积极的一面。

有时候，这个做法真的很有成效。认清现实状况并不意味着你要消极怠工，你仍然可以充分利用眼前的现有资源。实际上，保持实事求是的态度会让做到这一点变得更容易。你越是扎根于现实并直面不可避免的困难，你就越能从容应对各种突发事件。你越是以现实为基准并直面难以逃避的挫折，你的承受力就越强。因为在问题发生前你已经衡量好了利弊，所以最终做出的决定一定是最明智的。

你已经学会如何衡量利弊并接纳不利的一面，所以你受困于马努杰死亡旋梯的概率也大大下降。

当然，这种平衡随时有可能被打破。现实情况总是在变——换老板、失去升职机会、薪酬变动或公司方针政策变更，所以你的事业随时面临危机。因此，你有必要在恰当的时机重新评估自己的决定，以确保好不容易建立起的平衡不会发生致命的倾斜。

"平衡状态俱佳时，我想当医生。但最近我却发现，也许自己去安利干销售更好。"

如果你重新评估了自己目前的状态——一周一次或大于这个频率，那么我敢肯定你对现状并不满意。你以为自己可以与不利因素和平共处，但实际却一直在自欺欺人。也许这些不利因素正在影响你的工作表现，降低你的生活质量。但不幸的是，对许多人来说，做出平衡利弊的决定并不那么容易，毕竟真正能说服自己的人寥寥无几。

与不利因素和平共处，坚持一时容易，坚持一世却很难。面对装了一半水的杯子，大部分人只看到空的那一半。

这正是你应该装满杯子的时候。

第二章

真实的现实：
应该往杯子里加些什么"水"

一、重温初心，让梦想叫醒沉睡的你

有时候，当销售人员发现公司产品存在重大缺陷时，会从心底里对产品产生抵触情绪，单方面认为推销该产品对自己来说并非最好的选择，甚至是较差的选择。

于是，销售人员对本公司的产品失去了信心。对于公司而言，这是非常糟糕的状况。

有时候，我们一旦发现公司或工作中存在某些缺陷，心态立即就会受到影响，无论杯子是半满还是半空，我们都会认为它不满。现在的所作所为和初衷完全相悖。面对现状，我们无论如何都无法满意。

看来，是时候该想个法子把杯子装满了。

❀ 首先必须搞清楚为什么你的杯子会空

装满杯子有很多种方法，可以说有多少只杯子就有多少种装满杯子的方法。但最重要的一点是：你必须想办法把杯子装满。如果你无法确定自己的人生目标，如果你不拼命地朝着既定目标努力，那么你就永远无法获得自己定义的成功，无论你能取得什么样的成就，无论在其他人眼中你有多么成功。

这也许就是柏拉图说过的真理之一。虽然人们都知道这就是真理，但到了付诸实践的时候，大家却成了健忘症患者，完全忘记了这句话。

山姆·沃尔顿是沃尔玛的创始人，也是全球最富有的人之一。许多人都认为他是典型的企业家、商界楷模甚至英雄。

"我把一切都搞砸了。"很显然，这是沃尔顿的临终感言。按照《掌握游戏》一书的作者克里·约翰逊的说法，亿万富翁沃尔顿曾说过："自己完全不了解自己最小的儿子，甚至对孙辈们不闻不问，对一直守护在自己身边的妻子也无暇照顾。"

我不知道沃尔顿的一生是不是失败。如果故事是真的，那么他的确一败涂地。无论他生前在事业上取得了多么辉煌的成就，但在他本人眼中自己却完全是个输家。行将就木时，沃尔顿感到自己的一生完全背离了最初的愿景，他一直坚持的人生价值完全没有实现。

我们不妨想象一下，如果沃尔顿实现了自己一直以来坚持的人生价值，那么他会更成功，他的内心将不再有遗憾。我完全可以乐观地估计，如果沃尔顿没有偏离最初的理想，如果所有预期的人生价值全部实现，他一定能打造一个更大规模的商业帝国。

本书就是协调你状态的一本书——帮你弥合理想与现实的差距。当初你是怎么想的，现在你就根据最初定的目标付出实际行动，以缩短理想和现实之间的差距。

理想与现实分离，成功将离你远去。

正如我在前文中说的，装满杯子的方法有很多种。首先你必须搞清楚为什么你的杯子会空，接下来你要考虑如何把杯子装满。

你秉承的价值观是什么

许多人都相信末日审判的说法。如果你也像山姆·沃尔顿那样给自己的一生下一个结语，你会说些什么呢？

你秉承的价值观是什么呢？对你来说，什么才是真正重要的呢？我写书的目的并非是对你的人生观进行评判，这是你自己该做的事。我要做的是帮助你合理利用自己的价值观。对职场人士来说，真正做自己想做的事是奢望。如果你的人生观和职场原则相悖且长时间无法调和，最后的结果无非是两个：放弃一头，艰难取舍；两败俱伤，身心俱疲。

归根结底，这还是一致性的问题。关键是你想成为一个完整的人还是想一套做一套。

建议：

你要想方设法让工作现状符合你从事这个行业的初衷，这样你工作起来才会更有效率。

至少你不会每天愁眉苦脸。

罗恩·坎贝尔抱怨公司机器的价格过高，但是当他将自己的销售服务作为产品附加值后，他就可以提供更新、更全的行业信息，客户多付点钱也觉得物超所值。他的做法无疑是将自己的杯子加满水，同时也将顾客的杯子加满水。诺尔玛·兰德里看不惯主教一切向钱看的做法，但她可以保证教众捐献的每一分善款都能物尽其用。

你要根据自身的具体情况找到弥合理想与现实差距的最好方法。

❀　你原本想成为什么样的人

"这份工作最让人讨厌的地方是，"一位中层经理向我抱怨，"我必须改变自己做人的原则和做事的风格。"

我问他："那么如果你坚持做自己，坚持自己的办事风格，后果会怎样呢？"

"嗯……嗯，说实话，我也不确定。"

"公司会开除你吗？"

"不，他们不会这么干。"

"你还能做现在的工作吗？"我问。

"实际上我能做得更好。但这样做与企业文化完全相悖。"

因此，问题的关键在于你觉得公司的企业文化有需要改进的地方吗？你迫切想这么做吗？

> **建议：**
>
> 工作和公司都无法决定我们成为怎样的人，只有你才能决定自己成为什么样的人。

要成为什么样的人，决定权在自己手中，不在公司手中。如果你不认同公司的做事标准、价值观或道德准则，那么就不必强迫自己接受，也不必故意做出一副和公司唱反调的样子，只需做好自己就够了。这就是一致性，也叫领导力——即便没有人效仿也无所谓。可能有人会责难你，也可能有人会对你恶意中伤，但是只要你坚持自己的原则，最终会被大家尊重。

如果你都变得不像自己了，谁还会尊重你呢？

如果你获得了成功，你所坚持的价值观就会被大力推广，到那时你也有可能获得升职机会。有时候，就因为你的坚持，整个环境才会朝着你希望的方向发展。这是甘地说的。没有人读过《甘地管理学——圣雄的市场营销术》这本书吧？看来至少现在还没有。该书堪称商界的"圣经"。有时候，装满杯子的方法就是在工作中做最好的自己。

> **建议：**
>
> 并非工作塑造了人，而是人塑造了工作。

你把勤奋都用在什么地方了

无论你决定如何做，装满杯子的首要流程是为事业的发展和日后的生活做一个可行性规划。公司发展离不开蓝图，个人发展也离不开规划。有了规划，我们就不会偏离预期轨道，生活就有了动力；有了规划，它就能时时刻刻提醒我们不忘自我和初衷，不忘对别人或自己所坚守的价值观。

就像梭罗说的，"仅仅有勤奋是不够的，蚂蚁只知道勤奋。关键还要看你把勤奋都用在什么地方了。"

每个公司都有自己遵循的宗旨，这正是公司针对未来市场所做的规划。同理，我们每个人也该有自己的宗旨，对未来的工作或事业进行合理规划。

这可不仅仅是设立目标这么简单。"成为 CEO"仅仅是目标，"帮助所有下属最大限度地发挥潜质，最后让他们成为 CEO"才是规划。

为达成一项长期目标，比如让家人过上更富足的生活或最终开辟自己的事业，老一辈们通常会在工作岗位上默默坚持。而那些自认为命运不济、终身只能从事艰苦体力劳动的人，往往将自己和周围人的工作看得很崇高。他们不是在铁路上或在棉田里工作，他们正在实现一个梦想。

许多人都梦想成真了。但这些为梦想打拼的人的子孙反而失去了自己的梦想——一个至少在他们看来有意义的梦想。

建议：

设立工作规划以及要完成的任务。

做个规划，说清楚自己在为什么奋斗

你的规划不需要太深入，比如你要发明一款非常棒的新靴子。你知道这正是客户需要的。与市场上其他靴子相比，这款靴子保暖性更佳，穿着更舒适，灵活性更强。你可以通过邮件直接向客户推销。接着订单就上门了。然而不久却有人退货——鞋面上皮革和胶底的黏合处裂开了，总退货率高达90%。如果给所有客户退款，你离破产就不远了。目前，大部分货款已用于扩大再生产。这时你该怎么办？

如果你是一位销售大师，你一定胸有成竹了：立即给有需要的顾客退款。这就是所谓的信誉和口碑。只要信誉不倒，总有挣钱的时候，损失十万双鞋不算什么。

做规划并不是让你满世界宣扬自己要为世界和平而奋斗，或者去救济全球的饥民。你的目标是过上好日子，而不是竞选美国小姐。你不需要寻求加分，也不需要给别人留下深刻的印象。你的服务对象是自己。我们不是在强调道德问题，也不是在强调利他主义，我们谈论的是你对未来的生活和工作有怎样的具体打算。

换句话说，如果你能想方设法使自己的事业与愿景保持一致，那么你至少不会偏离工作预期。

做规划，尽最大的努力落实它。

但是落实规划不会那么顺利，至少你不可能把所有计划付诸实践，毕竟人无完人。失败了你也不要气馁，上一次的失败并不能成为下一次失败的借口。你要承认失败并从中汲取经验，然后忘掉过去，以饱满的姿态重新出发。你付出的努力越多，离自己的目标就越近，也就越能快乐地做自己，更出色地完成工作。在努力拼搏的过程中，由偏离初衷造成的失落感也会被渐渐淡化。

付出心血的过程就是装满杯子的过程。

做违背初心的事会耗费你的能量

我与大多数人一样，也是道德的拥护者。各位读者肯定感同身受。众所周知，我们不可能做到完全信任别人。但是，我再重复一遍，我写本书的目的不是道德说教。我们要做的是装满水杯，而不是追寻高尚的圣杯。我要教给大家如何将事情做到最好——不仅仅在做人方面，作为领导和下属，我们在大多数时候的首要任务是如何出色地完成工作。

我在本书中强调的价值观是你的而不是我的，无论这个价值观是什么。做任何事违背自己的初心会耗费你的能量，让你对工作产生怀疑。而顺应本心做事则会提高工作效率，增强自信心，使你更真诚、更有决断也更容易获得别人的信任。在多数情况下，抚平心结对工作大有裨益。

☀ 哪个是最值得追寻的目标

一旦制订了计划，你会发现装满杯子的最佳方式之一是抓重点，即先达成最佳的目标。对你个人或家庭来说，也许这个目标是最重要的。对公司内的某些人甚至全体员工来说，也许这个目标的意义非同凡响。

建议：

以罗恩·坎佩尔为例，他的重要目标是尽可能为客户提供最好的服务。客服质量不仅对销售人员至关重要，对非销售人员亦是如此。出色的客服可以成功弥补产品、部门或公司的不足。

通常情况下，只要找到提高客服水平的方法，也就找到了通向事业成功的大门。很显然，客户是商家工作的焦点和重点。斯堪的纳维亚航空公司的简·卡尔森说过："如果不为客户服务，那就为那些服务客户的人服务。"

策略：

顶级销售员如何对待客户，公司就该如何对待内部员工。这意味着服务，意味着尊重，意味着公司要花时间和精力与员工建立感情。不仅如此，这还意味着做决策或推荐前听取员工的建议。只有如此做，员工才愿意支持你。

建议：

只有独裁者才会发号施令。出色的领导者善于推销自己的观点，让下属、同级甚至上级心甘情愿地追随。如果手中没有发号施令的权力，不妨剑走偏锋试着推销自己的观点。

策略：

观察周围人是怎么装满杯子的，借鉴他们的经验为己所用。

达斯汀就任制造部门船运联络员时，公司内的两个部门简直到了势同水火的地步。"达斯汀谈吐幽默，深谙公司办事流程，遇事愿意亲力亲为。在他的带领下，两个部门的下属终于肯团结起来共同协作。"制造部门的一位领班说，"有达斯汀在，公司的问题就是'大家的问题'。在此之前，两个部门各自为政，'你们的问题'就是'你们的问题'，谁出事谁负责。因此，两个部门的人经常恶性竞争。"

安吉拉是接待员，通常这种工作位于管理链的最末端。然而，正如她自己说的，她"到处问问题，通读各类手册，经常打电话咨询同事，没有事儿就找'行业通'们聊天"。久而久之，安吉拉成了办公软件使用高手。如今，和罗恩·坎佩尔一样，安吉拉已经成了公司内不可缺少的活字典——不仅下属找她帮忙，老板也离不了她。

"我们可不能缺了安吉拉。"她的老板说。现在，安吉拉成了公司这个岗位上有史以来月薪最高的职员。

策略：

有些人致力于把公司打造成优质企业。一位目录发行公司的管理人员把自己变为公司的环保倡导者。他的可循环式项目成功解决了废旧电话簿堆积成山的难题，不仅如此，这项发明还帮公司在公关及市场竞争上拔得头筹。

一家重型设备制造企业经历了"小规模重组"——至少公司上层这样认为。第二天，企业的副总裁准备对旗下一家正准备裁员的工厂进行例行视察。看到偌大的工厂一片萧条，副总裁非常惊讶。

"有个牌子上写着'商人就是被公司雇佣的罪犯'，"她说，"我简直气坏了。我从不这样看待自己和周围的同事。该死，我还在伍兹塔克音乐节上跳裸舞呢。这也就是几十年前的事吧，我可不打算泄露当时的体重。"

副总裁决定成立专家组，负责社区教育方面的事宜。她资助社区学校开展职业教育，为工厂输送优秀人才，大大改善了之前用工荒的局面。为加强与社区间的联系，公司实施了一系列措施，教育投入只是其中的一项而已。如今，员工对企业的归属感更强了，工厂成了大家共同的家园。

策略：

很多人想通过引发变革来装满杯子。无论你是企业管理者、普通员工还是老板，记住几句老话总不会错——5%的人促成事情发生，10%的人看着事情发生，剩下85%的人不知道到底发生了什么。中世纪的一位商业大师曾说过："请赐予我安宁，让我平心静气地接纳那些无法改变的事实；请赐予我勇气，让我改变那些可以改变的事；请赐予我智慧，让我能分清这两者间的区别。"13世纪的管理大师们将这句话奉为圣弗兰基差异化模式。在公司这个大环境中，能做什么，不能做什么，这句话仍然有很强的借鉴意义。

如果公司鼓励员工畅所欲言，那么你就有权利和义务将自己的建议层层上报，让领导们知晓。如果领导一点都不了解情况，你就无法指望他们做出任何改变。提出合理化意见是你该做的，公司发给你工资就是让你做这些事。对美国100家最佳公司的调查中，大部分参与调查的公司表示，不满足现状的员工最易犯的错误是等不到公司做出改变就匆忙离职。

对在全美国最差的100家公司工作的那些员工来说，他们最易犯的错误是让老板知道自己对现状不满。这样一来，他们能做的只有辞职。

有人说过，与其将时间浪费在抱怨上，还不如动手做些什么。相信我，作为普通人，面对各种无能为力的事情，我们可以尽情抱怨。但在有限的几件事情上，设法解决问题要比抱怨稍微费点时间。但我仍然同意前人的说法，即与其花时间抱怨还不如做点什么来弥补。但是，通常情况下，做点什么也包含将事情反映给有权力做决策的那些人。换句话说，向有权力的人抱怨和单纯地自怨自艾大相径庭。

然而，这一招显然不太管用，有 99.9% 的可能性是上级根本不搭理你。你也许白忙一通，完全看不见效果。这时，你只好另谋他路。

策略：

有些员工喜欢联合别人组成"特殊团体"，就像汤姆·彼得斯所说：一群臭味相投的员工组成秘密小组，慢慢扩大影响，直至把公司完全同化为止。记者鲍勃·伍华德说过："只有站在管理框架外才能干出成就。"虽然这句话听上去有些言过其实，但其中还是蕴藏着某些真理。

很多 CEO 都在倾其一生为公司股东们浴血奋战。CEO 将股东视为老板和自己效忠的对象。他们这么想也没错。通常情况下，股东们包括养老基金以及一群老头和老太太。即便最富有的股东也有赚钱的权力。如果公司无法赚钱，股东就会纷纷撤资，那么全公司就面临倒闭危机，员工将集体遭殃。

当然，投资的股东到处都是，投机的投资者也是无处不在。

"我当然要为股东效力。"最近，一位 CEO 对我说，"但他们必须是长期股东——这些人信任我，信任公司，愿意与我们共担风险。至于短期投资者——投机者，我才不希望他们获利。我见过很多 CEO 绞尽脑汁想当华尔街大亨。这些人削减研发和广告投入，大幅度裁撤下属，结果损毁了企业的核心竞争力。

唯一高居不下的就是公司股价——他们短期内将股价炒高，从中牟取暴利。这样下去，公司肯定毁于一旦。"

1995 年，美国航空公司的规模要比瓦卢杰航空公司大很多，利润率也是后者的 50 倍。然而在股票市场，瓦卢杰的股价却一路看涨。当时，这家航空公司大幅度削减成本，事实证明这完全是目光短浅的做法。以有形的市场资本来衡量，虽然瓦卢杰航空公司的市值已经高于美国航空公司，但这家廉价航空公司的飞行事故率等无形资本不堪一提，它的事故率高于一般运输业的 14 倍。最终，瓦卢杰航空公司的一架 DC-9S 客机在佛罗里达州大沼泽坠毁，航空公司股价瞬时崩溃。这次严重的空难一共造成 109 人死亡，瓦卢杰航空公司从此一蹶不振。

> **建议：**
>
> 拥有一份工作意味着你要将一生或大半生贡献在做某件事情上。因此，只有当你觉得某件事值得去做，你才会更高兴地投入精力，也更有可能获得成功。

你可能无法改变自己的工作，但你可以问问自己工作中什么是最值得追寻的目标。

如果你在内心对这份工作缺乏热忱，你也就无法装满杯子。你可以试着探究一下这份工作是否可以让别人活得更好，无论他们是你的下属、客户、公司股东还是任何其他的团体和个人。

✹ 做能给自己带来满足感的工作

"你知道我努力工作是为了谁吗？"一位很有野心的公司管理者问我。一天，我们两个人在酒吧里喝了几杯酒。"管理公司业务时，你知道我把谁的利益放在了第一位？我自己的。自己的利益才是最重要的。我可不觉得这有什么不对的地方。"

"我也这么认为，"我说，"我们两个人想到一块儿去了。"

你在为自己工作吗？当然。大家都是这样。这没错。装满杯子就是为了实现个人利益最大化。所以你才要与不利因素和平共处，这样工作起来会更顺手、更舒心。但人类有贪婪的一面，仅仅获得物质利益根本无法满足我们。如果物质可以满足你，那么我无话可说。我们要选最适合自己、最能给自己带来满足感的工作。这关系到自己的利益——受到文明社会启蒙的个人利益同样也是个人利益。

我并不是让你为了别人利益而牺牲自我利益。我们要做的是在帮助别人的同时也帮助自己。当然，个人价值观不同，具体做法也各有差异。

帮助别人获利不仅能为我们带来满足感，而且对我们自身很有益。

策略：

帮助与自己遇到相同问题的那些人，这也是装满杯子的方式。

珍妮丝从事的工作是帮助那些患有早发型阿尔兹海默症的病人，为他们在工作和生活中排忧解难。"我们没有干什么轰轰烈烈的大事，"她说，"却解决了许多小问题。我给他们的帮助和他们给予我的支持，远比我在任何工作中获得的回报都要丰厚。"

装满杯子的方法有许多种。接下来，我们再讨论别的一些方法。

二、让周围多些生机勃勃的人

通常情况下，作为一名经理，只有先帮助下属装满杯子，下属才能帮助你达成目标。身在其位，你会遇到很多认为自己的工作与现实情况有很大差距的人。

显然，同样的方法可以帮助你或我，也可以帮助他们。

此外，作为一名管理者和领导者，你手上应该还有两个能帮助你的下属的法宝：鼓励和奖励。

如果下属觉得自己的工作既不尽如人意又没有意义，你该怎么办？当他们提出疑问：为什么要在这份工作上浪费时间时，你该怎么办呢？如果下属这样抱怨，你又该怎么办？仅仅向他们身上砸钱肯定行不通。

沃伦·巴菲特曾说自己真正的职责只有两个："第一个是分配资本，第二个是帮助 15 或 20 个公司高管招揽到一群对工作充满激情的下属，让他们有丰厚收入的同时还能对工作抱有热情。在公司管理层中，至少有四分之三的人家境殷实。而我的工作就是帮助他们保持充分的激情和精力，让他们每天早晨 6 点准时起床，像刚事业有成时一样满怀激情地投入工作。如果我能做到这两点，他们就能创造性地完成工作。"

也许你的下属还不太富有，而且很少有人能每天早晨 6 点准时起床，甚至他们可能是挣扎着爬起来的。那么到底怎么做才能帮你的下属把杯子盛得满满的，激发他们的工作热情呢？

除非往他们的咖啡杯里加点维生素，否则别想跟他们谈激情。但是，事在人为，只要你稍加努力，就能比大多数公司做得好点。

☼ 激励下属，所定的目标和奖励要既有意义又在可达到的范围之内

销售人员不但需要为自己制定一个目标来激励自己，也需要一个判断其进程的方式，还需要一个达成目标后的奖励机制。如果想让销售人员保持长久的干劲，所定的目标和奖励必须既有意义又在可达到的范围之内。结果可控性越高，销售人员的积极性就越高。这是人性所致，大家都一样。

一家大型金融服务公司碰到了用人的难题：许多很有资质的员工要么拒绝

了公司提供的升迁机会，要么选择跳槽去其他给的工资较低的公司担任管理职务。于是，这家公司开始针对该问题进行广泛调研，但只得到一个结果：我们也找不到合理的解释。唉，他们真该找公司的员工好好谈一谈了。

"公司一直标榜任人唯贤，"一位叫乔纳森的金融规划师说，"的确，公司管理层里也有一些非常优秀的人才。但通常情况下，升迁还是靠运气。有时候，某些非常优秀、工作经验丰富的一线规划师被降职，其原因只是他们负责的区域整体经济形势出现大幅度滑坡。如果你身边都是些被降职的前任经理，那么你可能感到事业前途一片灰暗。然而，有些傻瓜却得到升职机会，只因为他们运气好，他们负责的区域刚好出现经济回暖的现象。"

"我已经拿到了 MBA 学位。"一位叫比尔的规划师补充道，"公司很看重有MBA 教育背景的人，但我不打算利用这一点优势，至少不在这里用。他们三次想要给我升职，但都被我拒绝了。"乔纳森还没有完成 MBA 课程。在他看来，这家公司不重视精英。而且要想在这里获得升迁，不靠运气，只能靠拍马屁。很多所谓的"领导"之所以能坐到现在的位置，都是靠拍马屁。他们知道什么时候该巴结什么人。他们只有安分守己、不冒风险，才能保住自己的位子，他们才顾不上领导下属呢。

乔纳森点点头继续说："就拿目前管理这个部门的总经理来说吧，他的前任上级——也就是公司的前副总裁——留着八字小胡须，总喜欢穿三件套西装，戴一副金丝边眼镜，右手戴着 Day-Timer 手表。你再看看我们的这位经理，他每天也完全照着上司的这副打扮穿戴。"

"当他们两个人同时走进公司的时候，就像一对双胞胎。"比尔接着说。

"或许你从来没有见过这么无耻的人。之后，副总裁被降职，由新人接替。再看看我们的经理，他把自己的金丝边眼镜也换成了隐形眼镜，小胡子也剃了，Day-Timer 手表早就不知道扔到哪里去了。所幸新上任的副总是位女士，喜欢穿衫裤套装，否则我们的经理可能整天穿着运动衫和连裤袜上班了。"

"他们百思不得其解，为什么在这家公司获得晋升的员工最后都跳槽了。"比尔抱怨，"有人说毁掉一家大公司需要智慧、天分和不懈的努力，但在我看来，愚蠢、跟风和拍马屁也是毁掉公司的有力武器。"

☀ 上下级的愿景要合拍

关于领导力这个话题，我们听得已经够多了。众所周知，设立愿景是展现领导力的第一步。1932 年，日本索尼公司创始人、产业巨头松下幸之助对自己的 1100 名下属说："制造商的任务是克服贫困，帮扶社会，让处于艰难困苦中的人们过上富裕的生活。从今天开始，这个远大的梦想、神圣的使命将成为我们奋斗的终极目标和即将肩负的重任。"

你可以不赞同松下幸之助关于制造业使命的陈述，也可以怀疑索尼公司是否真正能达成这个远大的历史使命。但有一点你无法否认，那就是这个表述清晰、愿景宏伟的目标确实把下属们凝聚为一体，能够让他们愿意为此付出和奋斗。今天，索尼公司已经发展成为全球规模最大的电子制造商之一，这是有目共睹的。

与索尼公司相比，下面这家家具制造企业称得上是反面教材中的典型。

"愿景？"他的副手一脸疑惑，"公司该如何发展，他连一点儿想法都没有。他倒是有一腔热情，做起工作从来都不含糊，常常带领下属们干得热火朝天，把大家累死都不自知。"

珍妮特·霍桑在一家烟草公司工作。"公司最喜欢上纲上线，制定的宗旨读起来和《联合国宪章》差不多，就像是杰克逊或特蕾莎修女写的。在大家的眼中，这家公司的泡沫愿景就像是一个笑话。"

> **建议：**
> 没有实质内容的愿景不是愿景，只是幻想。幻想无法让人长时间保持干劲，却只会激发员工对公司的不信任感，让他们更加抱怨。

愿景从来都是一条双行道。它从上级管理层传达下来，最终从公司的每一个员工身上体现出来。每一个员工都应有自己的愿景，并对未来做出合理的规划。

上下级的愿景越合拍，效果越明显。

人们都希望融入某个特殊团体。让下属感到自己是团队的一分子，是大家庭的一员，这样对装满杯子十分有利——无论经理还是整个公司都将受益。下属的归属感与其个人愿景联系越紧密，领导他们就越容易。

美国劳工部前部长罗伯特·瑞奇曾谈起过代词测验的概念。他针对他们工作的公司向下属询问："如果下属用'他们'来称呼公司，我基本上就能知道这家公司的管理是什么样的。反之，如果下属用'我们'来称呼自己的公司，那这家公司的管理一定有独到之处。"

⚙ 个人利益得不到保障，就别指望下属有团队精神

许多企业都提倡团队合作，甚至要求员工具备团队协作精神，但在某些情况下，团队精神会被消耗殆尽。

> **建议：**
>
> 集体无法获益，就别指望下属能相互协作。

一部分人得利，一部分人失利，这样的团队谈不上协作，尤其是会让那些失利的人丧失对集体的归属感。

在某个团队中，如果一些人努力工作，而另一些人无所事事，那么努力工作的人会怎么想？尤其是这些无所事事的人往往扮演着领导角色，面对这种情况你会怎么想呢？

虽然我那些CEO朋友可能不爱听，但一些公司确实存在利益分配有失公允的问题。1990年，CEO的收入比下属平均收入高45倍，但是今天这个差距竟扩大到450倍。即便公司亏钱，CEO依然能赚到7000万美元。如果业绩没有达

标，董事会就要重新调整公司的业绩标准——只要高管有利可图就行。商业作家查尔斯·莫里斯将其称为"对低能经营者的一种救济制度"。

如果你和这些 CEO 一样自视甚高，那么你也许也认为自己的价值和一位下属相比要高出 450 倍。但是，我希望你可以亲自向处于公司底层的"团队协作者们"解释这种理念。

"去年 CEO 的年薪超出 1000 万美元，而我只赚了 2.9 万美元。"一位普通员工说道，"CEO 如何看待自己的价值，如何看待我的价值，工资能说明一切问题。如果我像 CEO 要求的那样拼命工作，那么我明年最多能拿到 2.99 万美元，而他的年薪则会高达 2000 万美元。如果我们和 CEO 不是一个层次的人，又怎么可能团结协作呢？"

"很显然，经理做决策时只考虑自己的奖金、股票期权和其他利益是否受影响，公司利益根本不在其考虑的范围内。"一家大型化工厂的员工说。

美国电话电报公司的一位总裁只干了 9 个月就被董事会炒掉了，理由是他的"管理缺乏智慧"。公司为解雇他，付了 2600 万美元赔偿金。在我看来，工作 9 个月就挣了 2600 万美元，这绝对是智慧的证明。然而对董事会而言，这显然说不通。

反观硅谷公司，它们通常以分享股票期权为条件吸引并留住顶尖人才。期权分享范围不局限于公司高管，而是针对公司所有人员——有时候甚至连看门的人都算在内。琳恩·帕克经营的帕克公关公司只有 22 名员工，公司坐落于华盛顿州西雅图市。她把公司利润的 40% 都分发给下属。只要下属在公司工作满 6 个月，就能分到股票期权。过去 6 年中，只有 5 人选择离职。"让下属有主人翁感非常重要，"她说，"否则你只能眼睁睁看着下属弃你而去。"

建议：

如果团队获得了利益而我没有获得利益，那么我就不想成为团队的一员。而且只需一次胜利，我就能认清事实了。

✦ 站在下属的位置看问题

上司对下属不诚实，凭什么要求下属对上司忠诚呢？通常情况下，那些总抱怨下属忠诚度不够的领导者不注重培养下属对企业的忠诚度。他们要么经常谎话连篇，要么总让下属做出牺牲却不给予回报，要么以保障公司利益为借口将下属弃之不顾。在前文中，比尔和乔纳森抱怨公司中拍马屁成风，这种经理确实应该被大家唾骂，他们也不值得同情。但销售经理也有委屈：他们的奖金是固定的，工资以代理佣金的形式发放。这就意味着如果他们无法及时扭转市场颓势，不仅会被上司批评，还会被大幅度克扣工资，无论他们为公司做出多少贡献，他们所有的心血全都白费。

上层领导也很困惑，他们不理解为什么下属对公司不忠诚，为什么离职率居高不下。

在美国内战期间，一名记者问尤里西斯·格兰特将军从这里到里士满需要多长时间。"我觉得4天时间比较好，"格兰特将军回答，"前提是罗伯特·李将军愿意和解。如果他拒绝，这趟行程会耗费更长时间。"

如果团队成员无法真正融入团队，通往成功的旅程也将被延长。

西德尼·哈曼是哈曼国际公司的总裁。这家公司专门生产高端音响设备，比如JBL音响和Infinity音响。"我们的企业文化强调家庭氛围，下属入职不久就能融入大家庭，他们愿意为这个家庭努力拼搏。"西德尼参加美国公共广播公司《底线求生存》节目时这样说："一旦下属愿意努力工作，你会看到持续提升的业绩就会像开了闸的江水，绝对无法阻挡。"

为了让下属把公司当成自己的家，哈曼想方设法避免裁人。当产品需求出现下降趋势时，公司会分配其他工作让工人干，比如安保、设备维护或园林布置等，尽量让工人保持忙碌状态，不轻易裁员。所有下属的工资也维持现状。这样一来，不仅下属受益，哈曼国际也能将受过高等训练、对企业忠诚的下属留住。

为保证管理层与下属之间的言路畅通，每位管理人员每个月都要花一定时间到生产线上与底层下属深入交流。西德尼·哈曼不赞成雇用临时工。这里没有永久的临时工，如果超过一定工作年限，临时工就会转成正式工。

如今，这种做法看上去可能太激进、不切实际。大部分企业都喜欢站在员工的世界外审视公司，只有极少数企业愿意真正走进员工的内心，思考他们究竟需要什么。不管怎样，哈曼国际公司已经成为行业中的领军企业，年销售额高达 14 亿美元。爱德·博伊德是哈曼国际公司的高级副总裁，他曾跨越三大洲在四家公司工作过，到目前为止哈曼国际公司是最让他充满干劲的公司。

因为这才算是一个团队。

☀ 下达任务时，要顾及下属的个人生活

最近，一项研究显示，顾及"下属个人及家庭生活"是最能激发下属对企业忠诚度的因素所在。上班期间，允许下属在某个特定时间段内处理自己的事——即便是打几通私人电话，这都可以大幅提高下属对雇主的忠诚度。

然而在另一项由世界大企业联合会进行的关于 CEO 的调查中，只有 1% 的人将"帮助下属在家庭与工作中找到平衡"作为公司管理的头等大事。好吧，即便不把它列在第一位，至少也要纳入日常工作内容。在另一项由家庭与工作协会主办的调查中显示：由美国电话电报公司（AT&T）、施乐（Xerox）、好事达保险（Allstate）、美国运通（American Express）和 IBM 资助——38% 的下属反映，上司不喜欢将个人生活置于工作之上的下属。

建议：

那些希望下属一心扑在工作上，置家庭与个人需要于不顾的领导根本谈不上称职。试问又有几个领导能不顾自身利益，将公司利益置于首位？

　　根据联合通讯社、家庭与工作协会的研究："可以这样来描摹一位辛勤的下属：他努力地在工作与家庭生活之间取得平衡，同时还要为在工作中表现优异耗费心力。"

　　美国电话电报公司发言人柏克·史蒂生说："这项调查确实印证了我们长久以来秉持的观点。"一旦下属有更多时间、更多自由照顾家庭，生产力不降反升。"下属觉得自己得到了公正的对待，至少他们也会公正地对待老板。"

　　工作可靠性高，时间安排够灵活，同事关系融洽和谐，相互支持帮助，这样有助于下属在工作与家庭间做好平衡，提升他们对企业的忠诚度，大大提高他们的工作效率。

　　当然，无论何时开展此类研究，总会有人问相同的问题：为什么老板们要花钱去研究他的下属们在想些什么呢？

※ 管人的真理

　　管理者绝对不能忘记以下三条真理：

　　※ 你做到什么地步，下属就做到什么地步，别指望下属会走在你前面。

　　※ 如果下属认为公司在利用他们，许多下属就会试图去利用公司。有些人确实得逞了。

　　※ 你有多高的职业操守，下属就有多高的职业操守。即使你从没有给下属穿过小鞋，但只要他们看到你耍手段、糊弄客户，他们有什么理由不效仿呢？

※ 你对下属的要求有多高，自我要求就要有多高

建议：

受士兵爱戴的将军一定身先士卒。

马可西·威士堡，也被大家称为麦克西·佛劳斯，已经在明尼苏达州的圣保罗市从事赌马有四十年的历史。州政府想以赌马的罪名对他进行起诉，但他坚决认为自己干的营生和贩卖彩票差不多，没有那么丧心病狂。

"这两者间有何区别？"马可西问。

的确，马可西确实看不出两者间有何区别。正因如此，心理学家和法庭一致认为马可西不具备区分是非的能力，所以州政府也就无法控告他。

我认真考虑过，如果明尼苏达州的冬天再暖和点，我也想当赛马赌注经纪人，因为我也看不出这和贩卖彩票有什么不同之处。州政府起诉马可西，很可能是由于他在赌博业上横插一杠子，阻碍了政府的财路。（政府频繁搜剿马可西的破烂屋子，一共没收了 70 万美元，他们可能把这件事给忘了。）

很明显，我在和大伙儿说笑。正常人都能看出非法赌马和政府贩卖彩票间的区别。马可西这么说只是为了对付那些成心和自己过不去的人；他没有在电视和电台上做广告，也没有哄骗那些出不起钱的穷人一掷千金。当然，和购买政府彩票相比，在马可西这里买马，赢钱率要高出好几百万倍。

我再重复一遍，永远不要对下属要求的比对自己要求的多。

我并不是让你对下属们降低要求。你的确应该帮他们实现更大的人生价值。但至少，你对下属的要求有多高，自我要求就要有多高。

❀ 让周围人快乐，你的周围便都是快乐的人

就像我曾说过的，帮助别人装满杯子是管理职能的一部分，因此，你也可以在通往成功的路上向前迈进一大步。为你的下属而奋斗。听听他们怎么说。向下属解释你希望他们做什么，这项工作为什么对公司对他们都具有重要意义。给下属提供资源，提供协助，注重鼓励和事后反馈，下属的表现将让你大为骄傲。根据他们每个人的目标，帮他们达成心愿。

帮助别人成长并获得成功是最有价值的。特别是上司带给下属的信念，可以激励他们为了成功而努力拼搏。

建议：

帮助别人树立自信。

大卫·梅尔斯是霍普学院的心理学教授，也是《追求幸福》一书的作者。他说过："幸福指数和胆固醇指数差不多。二者都受生物学因素的影响，但从某种程度来说，它们都在你的控制范围之内。"自信和幸福指数之间有着密切关系，这没有什么好大惊小怪的。那些厌恶自己、有潜在自杀倾向的人不可能快乐。幸福感还会影响人的健康、智力水平，幸福感越强，你对生活的掌控力就越强。

下属身体健康与否，你无法控制。他们智商如何，你能做的也极其有限。但你可以让下属更好地掌控自己的生活，让他们的自我评价有所提升。

这就意味着，在某种程度上你拥有让别人快乐的能力。这是一个众所周知却容易被忘记的真理。当我们记起它并去实行的时候，我们每个人都拥有这种能力；作为老板，你只是拥有的更多。

两个显而易见的建议：

※ 让周围人快乐，你的周围便都是快乐的人。

※ 当周围人都快乐时，我们也会快乐。

欣赏你的下属

每个经理、每家公司都喜欢空头许诺，鼓吹赋予下属权力，强调积极方面等。"他们指天指地发誓自己只相信胡萝卜的作用，大棒什么的完全没有用。"一位前任经理这样描述自己的前雇主，"然而许多人都被胡萝卜喂得宠坏了，变得越发野蛮。"（实际上，"野蛮"是我说的，那位经理的措辞更形象——想想都让人觉得难受。）

他给我看了几张以前同事寄给他的明信片。其中有一张上写着以下文字："鞭子还将继续挥舞，直到士气有所提高为止。"另一张引用了史蒂芬·怀特的名言："相同一件事，有人把它夸上天，就有人把它贬到底。"

这让我想起一件事。

几年前，一位世界500强公司的副总裁邀请我在公司管理会议上发表演讲。演讲效果非常好，这位副总裁备受鼓舞，他立刻从椅子上跳起来，告诉下属们，从现在开始，下属将被赋予更大的权力。"相信我，行动即将展开。"副总裁表情严肃地补充道，"首先，大家向我讲清楚自己的想法。"

"他这是光说不练，全靠耍嘴皮子。"另一位受邀做演讲的嘉宾凑到我耳边轻声嘀咕。

"也不尽然。"我说，"他至少得命令下属统一口径，对外宣称公司副总裁已经下放权力给下属了。"

试着改变态度，把下属当成搭档，而非仅仅是下属。恰如布克·华盛顿所说："赋予对方责任和信任就是最好的鼓励。"

"管理很简单。"一位曾经获奖的经理说，"给下属以动力，时不时来点小奖励，让下属知道你赏识他，这就足够了。我相信自己的下属，并且通过行动表现出来。我激励他们，鼓励他们朝着我制定的高目标前进。至于细节怎么做，则由下属自己说了算。"

我们都需要被欣赏，被认可。欣赏自己的下属，帮助他们找到自身蕴含的价值和潜力。

建议：

马克·吐温说过，和伟大的人在一起会让你觉得自己也能变伟大。让别人收获自信，这样做也许你不会成为伟人，但你一定能得到好结果。

艾莫利空运公司鼓励经理们运用积极反馈法——下属出色地完成任务后及

时提出表扬，而非总强调消极方面。结果，客户服务质量提高了，销售量也急速飙升。三年后，据公司估计，积极反馈法为他们增加了 300 万美元的利润。

❀ 赋予下属自由工作的权利

只有当下属们有权做自己时，他们才会努力工作，愿意倾心投入，为公司贡献自己的创意。在无人监督的条件下，平均每位下属每天应该都能想出 100 个创意。但如果下属们被严密监视，他们的思维就会进入死胡同。

催化剂是一家非营利性机构，专门致力于提高女性在职场上的地位。他们发起了一项针对职场人士的调查：在事业发展过程中，哪些因素起关键作用。排在前三位的因素分别是管理层对下属的情感支持、赋予下属自由工作的权利以及产量控制。

建议：

金钱补偿很重要。但有些东西却是金钱买不来的，比如忠诚、热情、投入和奉献。这是你实实在在付出行动才能挣到的。

❀ "目标共享"

策略：

销售人员卖多少产品，就挣多少相应的工资。你甚至也想过，帮下属装满杯子就得给他们分一块大蛋糕，甚至给他们一部分的企业红利。

密歇根大学的一项研究表明，与相关领域中的传统企业相比，那些工人民主所有制企业（包括部分工人民主所有制）的平均利润率要高出 1.5 倍。放弃一少部分利益，你将收获到更多。

根据美国薪资协会的统计结果，63% 的美国企业以工作动力、奖金和其他福利共享机制为手段，将工人的日常表现与部分工资挂钩。1990 年时，只有 15% 的企业这样做。

美国每三家企业中就有一家为非管理层员工提供股份期权。在硅谷，大家把企业分成两类：给员工分发股票期权的企业被称为"成长类公司"，提供期权让员工分享公司的利益；传统型企业则被称为"贪心的公司"，指没有实施这种制度的公司。也许我们正在创造出一批"工人资本家"，他们和企业共进退，一同承担风险，一起获得利润。

马克思要是知道这一点，也许高兴坏了，也有可能被吓坏了。这就很难说了。

"下属不再是单纯的工人，而是变成了股东。"乔治亚州一家分公司的经理麦克·史蒂匹斯维克告诉《洛杉矶时报》的记者，"工人在我的工厂里就这么说。"联合利华的"目标共享"薪酬制已经为公司带来了众多关于如何节省成本的创意。第一个半年节省下来的成本都已经平摊到了工人身上。

> **建议：**
>
> 　　说话态度和蔼，给予下属最甜美可口的大蛋糕。

☀ 奖励的原则：对事不对人

你想倡导哪种行为，就鼓励哪种行为。既然把奖金与短期内的表现挂钩，你就不要宣称自己注重长期规划。如果对那些溜须拍马，只知道跟着公司步调走的"应声虫"，你都能不吝赞美之词，那就别提"创新"二字。对于那些故弄玄虚之辈，你别妄想可以说服他们精兵简政。如果一家公司今年浪费掉所有经费，而明年却能得到更多财政资助，他们怎么能学会削减成本，节省开支呢？

> **建议：**
>
> 　　奖励成就通常比奖励行为更有效。在任何可能的时候，设定可量化的
> 目标，然后跟进这些目标的实施进度，最后对他们的成就给予奖励。

　　根据下属需求颁发奖励，看看他们最喜欢什么：承担更大的职责；获得更多认可；被你拍拍后背；额外的物质奖励或特权；更多自由；更多挑战；条件更好的办公室；更多和领导接触的机会；获得头衔；获得停车位；人事配置；更加灵活的工作时间；更多发挥创造力的机会。对某些人来说，请他们吃一顿午餐或晚餐都是一件极富意义的事，然而对另一些人，这简直堪比折磨。

　　提供额外培训也是一种非常有效的奖励措施。这代表了公司对员工未来发展的关切。员工可以把在课堂上学到的知识运用到工作中，对公司来说，何乐而不为呢？

　　切忌不加区分地乱表扬。在格林纳达战役中，奖章的数量比战士还多。所以几乎没有人拿军队嘉奖令当回事，只有傻瓜才愿意把嘉奖令搁到相框里或挂在斗篷外。

　　我认识一位经理，他的爱好之一就是颁发"嘉奖卡"。无论谁，无论做什么，都能得到"嘉奖卡"。表扬的话千篇一律，至于为什么表扬，根本没有人提。

　　"估计那人在家里提前把嘉奖卡写好了，需要时填上名字就行。"一位公司职员说。

　　大部分嘉奖卡被直接扔进了垃圾箱。但有些人没有扔：他们想留个"后手"，一旦日后被训诫甚至有被开除的危险，他们还能把嘉奖卡拿出来，作为"免死金牌"。慢慢地，越来越多的人开始保留嘉奖卡。虽然他们都曾亲耳听过老板的表扬，但大家都知道这位上司说一套做一套，完全不值得信任。

　　在结束了一次成功的欧洲之旅后，总统乔治·布什抓紧时间给所有内阁成员写了感谢信。事后，副官进行比对，发现每张感谢信的内容都不一样。在我

看来，一次性写那么多感谢信，总统先生的诚意也许值得怀疑，每张感谢信的分量也就有所降低。但我敢打赌，40 位内阁成员肯定非常感动，至今，他们中的大多数人一定还保留着总统的感谢信。

策略：

谁值得表扬就表扬谁。表扬时要具体问题具体分析，切忌千篇一律，否则必将适得其反。

建议：

表扬时一定要对事不对人。

"天啊，你真聪明。"这样说很泛泛，也许还显得尴尬并缺少诚意。"天啊，今天开会时，你提的创意真不错。"这种说法就真实多了，对方也不会觉得别扭。

建议：

在霍桑效应中受益。

霍桑效应发现于 1924 年——几年之后，"行动大师"赫伯特·胡佛就将美国经济带入了大萧条时代。埃尔顿·梅奥（人类行为动机的研究学者）试图以一家西部的电子工厂作为基地，研究灯光条件对生产的影响。他将所有工人分为两组：对于实验小组，梅奥特意加强了生产区照明，生产率有所上升。对于控制小组，梅奥保持照明条件不变，生产率依旧上升。

对梅奥来说，这项实验完全没有起作用，所以他又换了个实验方案。梅奥挑选出一批女工，让她们按时休息，享用公费午餐，并减少每周的劳动时间。结果，生产率有所上升。18 个月后，针对女工的所有特权取消，但生产率仍然上升。

梅奥得出结论，每次下属受到关注，生产率都会上升。

建议：

要用心对你的下属。

也许你没有办法让下属每天早晨六点准时从床上跳起来，满怀憧憬地步入公司。但你却有办法让下属在上班期间过得快乐点，有效率点。不要让他们问出这样的话："我为什么天天在这里浪费时间呢？"

当然，冥顽不化的老板也有不少，就像下面这位，他接受《财富》杂志采访时语出惊人："只有当你有能力给别人带来痛苦时，你才能确立自己的领导地位。"如果这也是你的信仰，同时你也相信这能为你加满水，那么祝你生活幸福。因为在未来的某一天，你会因为自己错误的思想而承受痛苦。

三、个人的价值

如果你看重自己，如果你自视甚高，你就可能有较大的成就。乐观者坚信这一点。只是在更多情况下，他们常常忽略了"可能"二字。乐观主义者总告诉我们，只要你想得到，你就能做得到。

一场晚宴上，一位声名卓著的乐观主义大师旁边正好坐着公司新上任的一位年轻高管。晚宴后，两位都受邀发表演讲。吃饭时，大师对衣着光鲜而头脑简单的同僚们侃侃而谈：无论男女，每个人都是自己命运的主宰者。

我们都愿相信这一点。而且越是成功人士，越相信这句话。这样的世界更稳定，威胁性更小。我们的生活也更安全。不仅如此，个人魅力也能得到彰显："我们成功，因为我们很棒，我们工作努力。这和运气完全无关。"然而，旁边的这位公司后起之秀还是没有被说服。

"你今天的成功难道不是自我拼搏的结果吗？"大师吃惊地问。

"大部分是。也许自我拼搏占很大一部分。但即便做了该做的，我还是有可能失败。我必须承认，还是需要一点儿运气的——一路走来，确实发生了几件比较幸运的事。"

"运气和事故只是失败的借口而已。"大师一直在强调。但不幸的是，这人激动过头了，只顾晃动手臂强调自己的观点，没有注意服务员正从他身后走过。挥舞的手臂碰掉了玻璃杯，水洒了大师一腿——这时，晚会司仪正好邀请他上台讲话。大师强忍着站在讲台后完成了演讲，虽然观众没有注意到他又湿又冷，浑身不爽，但演讲没有达到预期效果，观众的情绪完全没有被调动起来。

接下来该轮到年轻主管了。他从讲台后走出来，站在头一排桌子的前面。

"意外随时可能发生。"主管开始演讲。他举起一个装有水的玻璃杯，然后走到 CEO 跟前，把杯子举过对方头顶，并稍稍倾斜，水眼看就要流出来了。CEO 抬起头。观众们傻笑着，一脸紧张。接着，主管沿着桌子向前走，玻璃杯则依次越过要员们的头顶。

"在每个人的生命中，有的雨是一定要下的。"主管继续说。他转身面向观众，然后把那杯水慢慢浇到自己头上，西装湿了，很明显，那身衣服很名贵。观众先倒吸一口气，接着，下面传来稀稀拉拉的笑声。"然而雨就是雨。有人说满满一勺子水就能把你淹死。很多时候，淹着我们的可能比一勺水稍微多一点儿，但绝对称不上洪水。"

"如果真是洪水呢？"大师气急败坏地问。

"游泳呗——能游多远是多远。"主管笑着回答。"一点儿水不成问题，但假装浑身没有湿可不顶用，湿了就是湿了。"

乐观者们认为，想得到就能做得到。但我却认为，如果你有自信，成功的机会就能多点。当然，如果你确信自己做不到，那就是做不到。

我们还是现实点吧。大街上到处都是整天幻想，妄自尊大的人，他们什么都做不成。只有疯子才相信自己会飞，从屋顶上掉下来摔不死。"疯鸟"一词可不是用来描写成功人士的。

"命运？"拿破仑讥笑道，"命运算什么东西？我创造的就是命运。"他说的没错。在一定程度上，拿破仑确实缔造了奇迹。但一切却无法持久，他最终还是败在了命运脚下。

> **建议：**
>
> 如果你100%确认自己能干某事，一丁点儿怀疑都没有，那你就该三思而后行。

☀ 实事求是地自我评价

"别太死脑筋。"乐观者告诉我。但我却不以为然，你坚持的理论我无法认同，因为你们的乐观太言过其实。很多人都感同身受，盲目乐观的态度坚持不了多久。很快，一切都将土崩瓦解，事实根本不是你想象的那样。

实事求是的积极态度与傻里傻气带有幻想色彩的盲目乐观之间有着天壤之别。信心百倍很好，设定目标也没错，但盲目乐观，设立不可能达到的目标就是荒唐之举了。这不禁让我想起相信只要不停地重复某个单词或某句话，就能梦想成真的那些人。他们认为，想要辆新车，不停地重复"车"这个单词就能搞定，不用付出行动，不用付出努力，只需动动嘴，念念咒。

☀ 你的价值取决于为别人做过些什么

如果你确定自己做不成某事，你就一定做不成。但是在装满杯子这个问题上，大部分人都面临着重重困难，无法达成商业梦想，因为缺乏自信。当然，有时候，我们无法提升自信的重要原因是我们不能过上这样的生活。

每到这时，心灵鸡汤就派上用场了。它们能拍拍你的背，告诉你，你是一个颇具价值的人才，应该树立自信，提升自信。

我可不会告诉你这些。

我甚至都不认识你。相比于我，你才是最了解自己的人，毕竟只有你才能做自己的主。如果你习惯自我贬低，我为什么要和你对着干呢？也许你知道一些我不知道的事。

很显然，对你自己来说，你是一个有用的人，你是自己唯一所拥有的。但对别人而言，对除你之外的全人类而言，你的价值取决于你为我们做过些什么。

最近，你为我们做过什么？也许什么都没有做过。即便有，也是"我好，你好，大家好"这类无关痛痒的小事，也许你并没有那么好。世界上可不都是好人，像查理斯·曼森、杰弗里·达玛和希特勒这类恶棍并不少见。坦白地说，直到现在，我也认为匈奴王不是什么好货色。在我看来，他们称得上极恶之人。相比之下，那些把自己的肾脏捐给陌生人的善良天使以及特蕾莎修女，他们都称得上极善之人。在极恶与极善之间，就是我们这些普通人，其中有墨索里尼、卡彭、尼克松，以高价将养老年金卖给一个完全没有需求的老太太的销售人员；由于缺乏耐心闯红灯，扰乱十字路口交通秩序，甚至危害别人生命的蛮横司机；在电影院无视别人、大声喧哗，不在乎人家花了8美元来看电影，只图自己一时痛快的傻瓜。以上这些都不是好人，在他们危害社会时，只能被归类于坏人。

继续在时间岁月上前行，有人会雪中送炭，有的女人会定期给慈善机构捐款，有的志愿者甘愿每月奉献出数小时帮助无家可归之人……在道德齿轮中，每个人都有不同的位置。每一天，甚至每个时辰，我们在道德齿轮中的位置都会发生变化。

很明显，一个人有一套价值观。对于善恶之分，大家的看法各不相同。但总体来说，以自己的标准衡量善和恶，现实的齿轮位置不会受到丝毫的影响。善即是善，恶即是恶。

建议：

如果你想提升自信，就试着去赢得它。苏格拉底说过，"通往荣誉的捷径就是争取成为你想成为的人，你希望成为的人。"同样，这也是获得自信的捷径。

在自己的标准下，试着做一个好人。也许到那时，你的自我评价会显著提高。也许到那时，你会明白自己的价值所在。

把自己当产品——产品质量越好，卖起来越轻松

我非常看重自信。很多人还没有开始就选择放弃，他们注定一事无成，因为他们确信自己会一事无成。因此，积极思维非常管用。据说向悲观主义者借钱最合算，因为他们从不指望对方还钱。

20世纪50年代的销售业被乐观的思考和乐观的自信运动所垄断：他们认为改善人们对于一个产品的看法，即产品形象，比改善产品本身更容易。

"不用着急把你变成一个更好的人，希特勒先生。提升你的自信吧，也许这样做能使你变得更好。"

没错，在大多数情况下，如果你相信自己能行，你可能就行。潜力就是如此，你绝对不能看轻自己，限制自己。如果你是经理，你就要帮助下属，避免他们妄自菲薄，你要让他们明白自己到底有多大的能耐。

但对你自己来说，如果缺少自信的原因是无法达成预定目标，那么，也许最佳解决方案是改善产品质量——你无法尊重的那份自我。照我说的做，也许你将发现，那份自信，将自行恢复。

> **建议：**
>
> 把现实摆在第一位。

产品质量越好，卖起来越容易，尤其是在自我推销阶段。

四、把正确的能力用到正确的事情上

有多少半满的杯子，就有多少装满杯子的方法。我们必须确保添加正确的"水"，还要清楚加满杯子的正确步骤，然后再展开行动。

管理大师彼得·德鲁克说过，有效率是正确地做事，而有效果则是做正确的事。但又有多少人真正对这位管理大师的话感同身受："我们总是忙忙碌碌，以至于没有时间真正做完一件事。"

组织设计专家托马斯·奎克讲过一个故事：

一位年轻人被提拔为货运部负责人之后，不得不和一位年纪比他大，工作经验比他丰富的下属一起工作。几天后，年轻的主管和下属们达成协议：如果他不要求下属们假期结束后立刻返回工作岗位，下属们就会更加努力工作。

最终，生产力提高了20%。

一次，这位新主管的老板正好路过车间，他发现公休已经结束好几分钟，但下属们还在闲坐着没有事干。他生气地把主管叫到办公室，坚决宣称：规定就是规定，而管理就是实施这些规定。对于这样的出格行为，他不接受任何理由。

没有办法，主管只能取消约定，一切照制度行事。产量又回落到原来的水平。这是下属的损失，主管的损失，也是公司的损失。

策略：

结果最重要，而做则是其次。如果条件允许，尽一切可能让老板明白这一点。

☀ 时限和效果，你更在乎哪个

丽莎·嘉莉·包蒂会在工作计划中加入更多的空闲时间，以此来解决工作过量的苦恼。

“我是公司里有名的劳模，谁找我合作我都爽快地答应，遇到任务从不推诿。”她说，“所以我很自豪，而且打算一直这么干下去。但最近，我和领导商量，争取在工作计划中加入更多空余时间，这样一来，工作完成的质量可以得到有效提高。我尽量在规定期限内完成任务，别拖大家的后腿。”

加入空余时间，延长工作期限，将大为缓解下属的工作压力，避免劳累过度；丽莎的干劲一点儿没有受影响。“我真怀疑，那些天天玩命工作，快要过劳死的下属，是否真有所谓的巨大成就感。”她说。

策略：

老板布置任务时，一定要让他交代清楚。如果工作内容过多，期限过紧，必须及时反映，维护自己的合法权益。

制片厂老板催促编剧乔治·卡夫曼周二之前必须交剧本，他一定要回敬老板一句话：“时限和质量，你更在乎哪个呢？”

建议：

努力工作有利于提高生产率，而过度工作只会产生反作用。所以我们才称之为过度工作。

"逼走下属不仅是下属本人的损失，更是公司的损失。"一位人力资源总监说，"过度工作会逼迫下属跳槽。一旦找到更合适的机会，下属必然离开。到时，我们还得花时间招聘，培训新人。这通折腾既搭时间又搭钱。为什么那么多顶尖级公司要把下属逼走呢？"

建议：

作为经理，你只能逼走那些工作积极主动的下属。至于那些被动的人，你根本使唤不动他们。

☀ 做到极致

策略：

来自加利福尼亚州布雷亚的贾桂琳·丹尼尔既是网络专家，也是公共演讲教练。对贾桂琳来说，装满杯子和设立新目标一样简单。"只需一个目标。如果目标正确，就能重新点燃你的激情，改变你的一生。"她说。

有时候，做到极致也是装满杯子的方法之一。尽可能把工作做到最好，你也许更容易发现工作本身蕴含的乐趣。当然，也可能什么都没有发生，但这条路仍然值得一试。最糟糕的结局不过如此：拼命干几天，提升点工作效率。

有些人认为世界上没有绝对不好的工作，如果大家全力以赴，任何工作都能产生好结果。我宁愿相信这是真理。但事实是残酷的，有的公司就是"不给力"，无论你如何替人家卖命，人家偏偏不领情，你付出一，人家还想要二，甚至三。当然，对于那些值得"托付终身"的企业——也许就是你目前工作的公司，下面这条建议很管用。

建议：

　　如果无论多低微的任务，你都能出色地完成，那么你一定会得到升迁机会，在更高的位置上再创辉煌。

商业专家丹·肯尼迪讲过一个年轻企业家的故事，这个人靠替别人修剪草坪起家。作为自由职业者，他不需要讨好上司，也不用费心考虑如何在企业中步步高升。

他的营销计划也很简单：第一次接单做到最好，争取与客户签订合同，成为别人的专属草坪修剪师。除此之外，他还负责安排装备，保养维护。他的修剪工具很干净，下属一律要求穿制服，打扮必须清爽整洁。他日后就是这样做的，他还发行了一份报纸。

如今，他的公司年收入已超百万美元。

他没有开创任何新事业，也没有做任何复杂的事，他只是修剪草坪，做园林绿化，但是他做得非常好。

建议：

　　如今，我们都想提出一个极具突破性的创意。但最大的突破往往是将一件普通的事做到最好，而非做一件与众不同的事。

莫扎特（那个时代音乐史上最具创造力的天才）曾说过："我从没有谱过什么具有独创性的曲目。"他只是试图创造出最动听的音乐。

许多人缺乏自信的原因是觉得自己学历过低，与其他削减自信心的因素相同，对自身学历背景的质疑更大程度来源于主观感受，而非客观现实。在《福布斯》杂志评选出的全球 200 家最成功的小规模公司里，40 多位上榜总裁没有高中毕业。相比之下，在美国，有些最差公司的总裁却有着傲人的教育背景、惊人的从业经验。

当然，这并非意味着放弃学习和深造的机会。也许你只有很少的一点进步，但是没有持续的学习与成长，就只能停滞不前。

"当工作失去挑战性，你就该干点别的。"哈伦·克利夫兰在《未来主管》一书中写到。我特别喜欢这句话，工作就该有挑战性，就该逼迫你去学习自己不会的东西；面对挑战，你不该胆怯；你该竭尽全力，做到极致。

策略：

磨炼已有技艺，培养新的技能。为公司内或公司外的下一个职位做准备，在现有领域或其他领域充电备战。

除了公司内部提供的工作经验和业务培训外，许多企业还鼓励员工继续在学校接受正规教育。越来越多的大学开设了针对上班族的课程：速成班，夜校和周末课堂，校外授课，甚至网络远程教育。为配合新工作，莎拉·泰勒决定攻读信息管理学硕士课程，同班同学的平均年龄为 40 岁，几乎 20% 的人都拥有高等学位。许多人可以从老板那里获得学费补偿，其他人还可以从学校获取财政补助。

如果工资过低是杯子半空的原因之一，你可以参考如下标准：根据大学继续教育协会的统计，学士学位拥有者的平均年薪为 36980 美元；硕士学位为 47609 美元；拥有专业性学位，比如 JD、DDS 或 MBA，为 85322 美元。

◎ 向上司推销你的创意

策略：

在倡导灵活工作的今天，为了装满杯子，你可以让老板以任何方式协助你，包括提供更多培训机会，承担更多工作，享有更多自由。如果能远程办公，生活也许更加多姿多彩。或者，你想重新规划自己的工作。发问，一定要勇于发问。我保证，只要大胆地说出疑问，你很有可能收获意外的惊喜。

基斯在一家软件公司工作。之前他负责处理所有客户交易，但最近，公司的保险代理机构客户总是来向他请教，基斯已经没有时间处理其他的事务了。

"几年来，我说服老板拨款，支持我学习保险方面的课程，你能想象到的所有保险资格证我全拿遍了。"基斯解释说，"刚开始，老板坚决反对。但我告诉他们，只要我精通保险知识，拿到相关资格证，公司绝对能在保险市场上确立绝对优势，甩开竞争对手一大截。事实证明，我是对的。"

代理机构最清楚，没有人比基斯更了解保险行业。公司也庆幸，自己眼光独到，这笔培训费花得太值了。

一定要学会发问。不仅如此，你还要善于推销自己的创意。你的建议能为公司带来什么收益？如果可能，批准你建议的人，又能得到什么好处？在当下或未来，这个建议能否让你成为有价值的下属？如果上级仍然犹豫不决，你不妨行动起来，去创造一个切实可行的方案：和上级一起制定具体目标，达成后获得相应奖励。

解决问题的简单办法

> **策略：**
>
> 　　通常情况下，最简单的就是最好的。有时候，将水加满就像……将水加满那么简单。

　　道恩搬到一个新的城镇居住，同时也换了家新公司。这家公司规模很大。但是，她觉得似乎有点不近人情，因为同事们在疏远自己。这个严重的心理问题只需一盘糖果就顺利解决了。她在自己的办公桌上放了一盘糖果，旁边还竖了一块牌子，写着"请随意拿"。几天后，这块牌子就用不上了。很快，她就认识了所有来过自己办公室的人，其中还包括几位特意来拿糖的领导（例如董事会主席）。终于，与那些已经入职 15 年或 20 年的老员工一样，她和同事们很快融合在一起了。

有些水杯只能空着

　　显而易见，我提到的和即将提到的策略都只是一小部分。有了它们，你也许会把水杯装满。但有时候，水杯只能空着。你不必强迫自己与现实保持一致。拼命寻找心理平衡，接纳产品的不完美，也可能是最烂的下策，这招也许对别人管用，对你却根本无效。无论你如何努力，无论你做什么，你就是无法从心底里认同产品的价值。实事求是，承认现实，这件产品的确无法吸引你。

　　在这种情况下，更换一件让你产生认同感的产品是唯一选择。换工作，换公司，甚至重新规划人生，你要三者择其一，甚至三者兼顾。

　　沃伦·巴菲特曾说过，有的人偏要在不喜欢的工作岗位上工作几年，然后再干喜欢干的事。他最替这种人担心。"这就像做爱不趁早，到了老年再去享用。"巴菲特说，"这是十分不明智的做法。"

> **策略：**
>
> 有时候，对工作不满意，争取公司内平级调动也是可取的方案。你可以开诚布公地对领导说，平级调动有利于扩展工作经验，根本用不着透露内心的真实意图：我早不想跟随那个愚蠢的、不近人情的上司。
>
> 有时候，你可以在公司内给自己创造一个位置。

亚伦·麦克森常常自比为蛇。"听过吱吱声吗？蛇正嗖嗖叫时，你把它的脖子砍断，嗖嗖声就变成了吱吱声。"他开玩笑说，"实际上，我是一名高级技师，负责电话技术支持。在这个职位上，我已经干了许多年。客户还没有开口，我就知道他们要说什么。到达职业发展的极限很痛苦，有时候我真想照着自己的脑袋或别人的脑袋，一刀砍下去。"

亚伦急切需要一个新的挑战。但目前这个区只有三名电话技术支持经理，而且在今后几年里，他们不会有任何变动。亚伦根本没有升迁的机会。

"我问自己，我到底能满足公司的什么需求。"亚伦说，"其实答案就摆在眼前。"

由于经理少，技术代表流动性大，新上任的员工几乎得不到足够的培训机会。亚伦向公司提出建立地区新员工培训系统：调拨几名经验丰富的技师，专门负责新员工培训工作。11个月后，这个计划最终被采纳。

亚伦不但给自己创造了岗位，还兼顾了另外12名同事。如今，他热爱自己的工作，他的薪资也有所上涨。得益于该培训机制，公司技师的水平大为提高，客户满意率也随之上升，该岗位的人员流动性也得到了有效控制。

"这项提议真棒，过去几年来，我公司的技术支持系统面临着严重问题，如今多亏这项提议，所有问题都得到了圆满解决。"负责公司运营的副总裁说。

策略：

考虑一下职位互换的可能性。

诺曼·史密斯担任高中咨询顾问已经长达29年。他听说可以与别人互换职位，有时候公司与公司间会开展此类活动。在史密斯看来，如果可以与一位在大学负责学生录取工作的人士互换职位，这将是一段非常有趣的经历。得到上司批准后，史密斯寄出了80封建议书给全国的各个大学。最终，78封建议书被拒，但有两所大学接受了他的提议。结果，史密斯挑选了邻近的美国国际学院。对互换职位的双方来说，这段经历不仅是挑战，更是一次难得的学习机会。回到旧岗位后，在新岗位上学到的东西可以立刻派上用场，而且大家对于双方从事的工作会多一些尊重。

❋ 把自己放到正确的位置上

也许你已经意识到，如果继续待在目前的公司里，你的人生目标永远无法实现。也许在你看来，一生中最有意义的事是去北极探险，但现在工作繁忙，你完全没有机会尝试。

又或者你知道只要继续在公司待下去，人生梦想就会泡汤，但你仍然愿意委曲求全，尽力维持着内心的平衡。只有两个选择摆在你面前：改变公司的价值观或辞职。

就像我的一位朋友说的，"公司租用了我的才华、教育背景、专注力和生产力。价钱还算公道，我甚至愿意超值付出。但公司并没有收买我的灵魂、我的自尊，他们也无权干涉周围同事对我的尊重。这没有讨价还价的余地。"

你必须把握合适的辞职时机。

我们大多数人都不会在找到下一份工作之前就辞职。保持在职状态更有可能被聘用，而且更有可能争取到更好的薪酬待遇。无论情场还是职场，或许没有人想要一个没有人想要的人，也没有人想要一个被辞退的人，这也就是说最好不要让自己被炒鱿鱼。当面骂几句"那些虚伪的蠢蛋"确实很过瘾，但也许某一天，你还需要"那些蠢蛋"替你美言几句——希望他们将违心进行到底，能夸你几句。

❀ 保持适当的忧惧

策略：

如果你打算用辞职的方式来完成一个未达成的梦想，那么，你要问自己一个问题：处于在职状态下，这个梦想能否达成呢？利用业余时间可行吗？或者能否说服公司让你停职留薪？

建议：

一份稳定的收入能够作为实现梦想的有力支撑点。

我就是这样为了梦想辞掉一份薪水很可观的全职工作，而变成兼职人员。因为对我来说，那份全职工作太缺乏挑战性，我害怕自己将沉湎于安逸中无法自拔，并且还把这作为与梦想失之交臂的借口。其实，我本可以做得更稳妥一些，既保住饭碗，又兼顾梦想，但我就是忍不住担心自己永远迈不出追寻梦想的那一步。

辞去 CBS 电视台营销总监一职后，麦克·戴纳为自己制订了为期 10 年的生活规划，在此期间，他必须成功转型为专职作家。最终，麦克出版了《挣脱公司锁链，重获自由》一书。在书中他写道，你必须对即将展开的新事业做彻底的调查，搞清楚未来有可能面对哪些困境，以及你需要多久才能获得成功。不仅如此，麦克还建议你制订一份详尽的计划——列出财政上的需求以及时间表，内容需涵盖什么、用哪种途径实现、什么时候实现、如何做以及花费多少钱。

保持适当的忧惧是有益的。它能提醒你更加审慎，并且帮助你更加实事求是地去执行你的计划。麦克·戴纳警告说，你的家人和朋友可能会拒绝这样的改变，特别是你当时正过着舒适的生活。如果这使你犹豫不决，你可能对做出这样的改变还没有做好心理准备。

☀ 别把自己的角色演成受害者

我真想告诉你去"追随你的幸福"。我真想告诉你如果不喜欢目前的工作，那就换一个自己喜欢的。这是最好的结局。嘴上说说很容易，但不幸的是，想法虽好，实现的可能却微乎其微。

我们都听过下面这些故事。

编织挂毯是赖瑞毕生的所爱，为此，他甚至不惜辞掉核能工程师的职位。六个月后，他的挂毯公司成了坐拥百万美元资产的商业巨头。

珍妮特在职场上屡屡碰壁。她恨透了这份职业，只要在这个岗位干一天，她就永无出头之日。一天，一位自诩为专家的人（和我有一拼）问她最喜欢做什么。

"我只喜欢为自己设计衣服。"珍妮特回答，"设计衣服花样时，我一坐就是几个小时，一点儿都不觉得累。"

或许是听从了专家人士的某些建议，珍妮特成了顶级女装设计师，年薪高达 45 万美元。

故事就是这样，但现实是残酷的，并非所有人都能像珍妮特这样幸运。更多时候，那些心怀梦想的人迎来的只有失败。即便不能一概而论，但失败的绝对占大多数。这也是为什么年薪高达 45 万美元的女设计师并不多见的主要原因。

我喜欢打高尔夫球，喜欢漂亮女人，可惜没有人雇佣我做这两件事。（那也许是我自身能力的体现，虽然我更愿意相信有别的原因。）

梦想成真固然好。我们都想发财，都想成功，都想满怀创意。也许你应该坚持下去，继续努力，任何人都没有权利让你放弃，但真的没有空间让每个人都梦想成真。我们中的许多人都有着相同的梦想，都希望成为社会精英。但是社会所需要的销售人员的职位肯定比喜剧大师多，文案人员的职位也比小说家多。

对有些人来说，立足于现实积极思考，接受这样的现实，然后充分利用一切机会，去实现自己的梦想，也许正是他们最初的理想。对别人来说，旧梦想的实现则意味着新梦想的开始。也许只有当梦想真正实现时，这个曾经的梦境才会更加动人、更具价值、更令人心满意足。

无论你决定做什么，千万别扮演受害者的角色。陷入受害者泥潭固然别有乐趣，但你也就自己乐乐而已，商人最讨厌沾染一身晦气。

控制好自己的选择。如果对目前的工作不甚满意，是不是一定有更好的机会等着你？也许说"一定"两个字并不恰当，但天无绝人之路，至今为止我还没有见过谁混到无处容身的地步。

☼ 走自己的路

"多年来，我一直没有固定工作，原因很简单，雇主和我彼此之间的想法完全不同。"这话是凡·高说的。也许你和凡·高一样，也有着与众不同的一面。

也许对你来说，装满杯子的方法只有自我创业这一条路。我在上文中说过，不要轻易效仿珍妮特，因为并非人人都能成为圣罗兰、凯文·克莱之类的大设计师，也不可能人人都具备柯立芝（美国第 30 届总统）那样的艺术天赋。但即便如此，你也用不着人云亦云，逼迫自己与雇主站到一边。你仍然可以在其他领域开创自己的事业。

✦ 你的弱点也可能成为你的卖点

也许你可以为一家新成立的壁龛生产企业提供质量优异的产品。

艾德·洛威白手起家，成功经营着一家专门生产猫砂的公司。事业刚起步时，艾德扛着每包重达 2.3 千克的猫砂挨家挨户拜访宠物店，甚至连猫砂上的价格标签都是手写的。艾德卖的不是高级时装，也不是挂毯；他就这样一包一包地艰苦打拼，终于拼出一个年收入高达 8500 万美元的公司。

盖尔·弗兰克尔是位全职妈妈，她觉得所有妈妈都和自己有着一样的困扰——出去买东西时既要照看婴儿车又要防止钱包和手提包弄丢。为给妈妈们带来更便捷的购物体验，盖尔发明了一款新型婴儿车，妈妈们可以将手提包挂在车上。如今，她的克尔 - 加尔公司的婴儿车年销售额可达 300 万美元。

越来越多的全职主妇走上了创业之路，她们发明了一个新词汇：妈妈企业家（Mamapreneur）。新科技的问世让她们在家中就能开启创业之路。同理，我们也能学习这些女士，开创自己的新事业。

但高科技并非必备要素。一天，我的一位朋友实在厌烦了到处找工作，于是他拿起刮扫器，拎起水桶，走到大街上看看哪栋楼需要擦玻璃。如今，他开设的清洁公司已经成了南印第安纳州最成功的企业之一。

这里还有几个真实的故事，听完之后，你一定能涌起创业热情。

20 世纪 70 年代，我刚大学毕业，就和一位叫保罗·辛汉的朋友开了家优惠券销售公司。当时，公司资本少到不能再少，唯一可能称得上客户的是一位头型怪异的小伙子。他也开着家小店铺，手头只有一台复印机。由于店铺的规模太小了，他只能每天把复印机推到便道上办公。公司的名字就以他的外号命名——金考（Kinko's）。日后，联邦快递金考在全美国开了 1000 多家服务点，这里便是最早的一个。

20年前，在威斯康星州的麦迪逊城，有45名出租车司机厌倦了被出租车公司"剥削"的日子。他们将好不容易省下来的小金库中的钱聚在一起，并联名向银行申请贷款，开创了麦迪逊出租车联盟。如今，联盟旗下共有100辆出租车，年收入高达500万美元。对有些成员来说，虽然投身其他领域可以赚到更多钱，但只要身在联盟，每个人都有话语权。他们不用为了适应工作环境改变生活方式，不用低三下四，放弃自尊。虽有总经理，但他也是打工者而已，是为自己服务的。

合作家庭护理协会是一所针对家庭健康护理的辅助性单位，员工大部分是女士，都曾在福利系统供职。他们的培训机制绝对一流，其他同类单位望尘莫及，而且工资也比同行业平均水平高出20%。

纵观全球，创业方式多种多样，有的替别人遛狗，有的替别人等待修理工，有的负责推销报纸和鲜花，有的甚至还为遭遇交通堵塞的司机提供磨制的新鲜咖啡。在日本，一位前拳击运动员别出心裁，他将自己作为沙袋，谁心情不爽或工作压力大，只需付9美元就能狠揍自己一顿。

在你看来，也许这些根本算不上工作，也许这些工作比你目前的职业好很多。

论创业勇气，谁也比不上单亲妈妈泰瑞莎·葛拉登。

泰瑞莎·葛拉登没有工作，50美元能支撑整整45天。但泰瑞莎没有选择艰苦度日，她把钱都投资在了袜子上。是投资袜子，而不是存起来。然后，她又把一辆手推车装饰一新，抛开内心的恐惧，只身一人去危险的黑人居住区卖袜子。凭借着顽强的毅力，泰瑞莎终于成功渡过财政困难期，如今，她已经成为我前文提到过的合作家庭护理协会的股东之一。每当看到自己或别人吃穿不愁，为规避风险将钱搁在银行里生霉，我就会想起泰瑞莎。

创业并非适合所有人。它从来不是坦途，也没有确定性可言。然而，一位营销大师说过："乌云背后必有光明。"机遇永远都会有。

策略：

寻找问题，寻找绝望，寻找失意，寻找欲求，寻找希望，或寻找梦想：一个你能满足的需求。如果大部分人都有此需求，你就觅到了商机。

建议：

你最大的弱点可以变成最佳的卖点。

也许你是个过于注重细节的人，或者是个标准的粗线条的人；也许你有强迫症，把一切治理得井然有序，又或者你的强迫症使你把一切变得混乱无序；也许你是个反社会者，或者是个过度社交的人；也许你无精打采，或者精力用不完。你为什么不找一个能把自己的弱点变成优点的职业，而不是让它们给你造成负担呢？

☀ 相信我！你身上一定有某种特长

策略：

也许你可以效仿我和其他类似的自由职业者，做个咨询顾问。一位名叫艾瑞克·塞韦利德的顾问说过，所谓咨询顾问，就是那个"待在离你家八十多公里远的地方的一个普通人"。你可能会惊讶，有多少人或公司愿意为那些你早已熟记于心，而他们却只有辛苦付出才能得到的知识付款？你最强悍的技能是什么？真正受益于咨询顾问的是哪些人？

如果没有别的特长，也许你最擅长一动不动地坐在椅子上。这也是项技能，你可以教教别人。最近，西雅图警察局要求 26 名警员参加一项培训，内容是如何坐在椅子上。别小看"坐椅子"这件事，里面学问可大着呢。最终，有两位学员没有坐好，椅子从屁股底下滚了出来；另外一位更惨，可调节的椅子突然打滑，伤了他的后背。如果时间允许，培训师还会教学员们如何应对办公室可能碰到的其他恐怖事件，比如如何开柜子的抽屉。

你可以考虑做这样的工作。

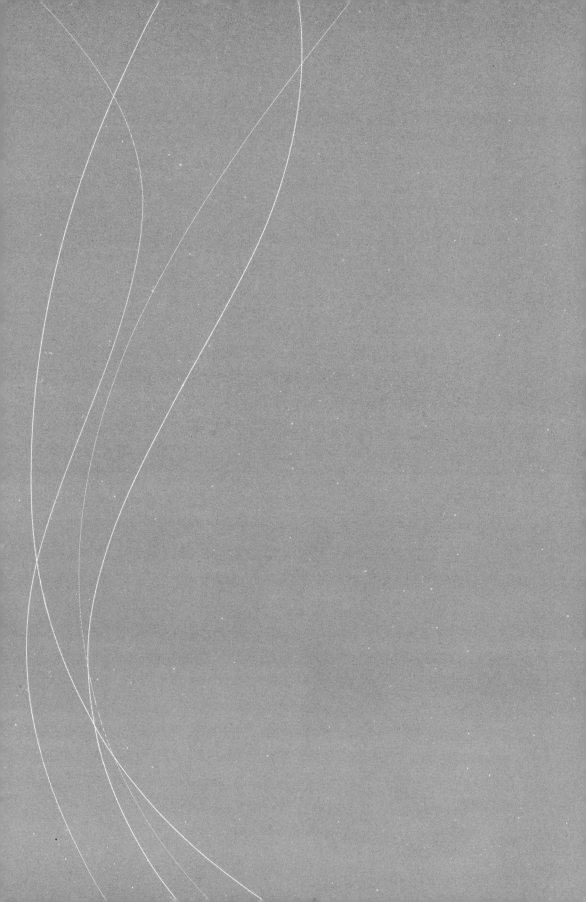

第三章

教练技术：
如何像教练一样训练自己

一、把自己变成镜子，照出现实、照出自己

给我一小时，就能改变你的一生。

对你来说，这句话肯定不陌生。励志演讲家和大师们经常把它挂在嘴边。但我想告诉你的是，任何一小时都足以改变你的一生。至于何时行动，你说了算。

要我说，择日不如撞日，想行动就趁现在开始。反正早晚都要试一试，为何不立即付出行动呢？如果你买这本书的目的就是把它当作行动指南，那么现在立刻打开，仔细阅读。想保证投资不亏损吗？想在现实社会中寻求成功之道吗？为什么不让它在你的身上真正奏效呢？

在这里，"真正奏效"中的"真正"是"实施中"的意思，它意味着讲求实际。除了"真实"，我找不到更好的词来描述它。我们不能一边忽视它，一边又期望它带来成功。现实中有太多的墙壁阻挡着我们，我们需要打开一扇门。

✢ 承认现实

对现实的认知受两个因素的影响：第一，对现实的准确评估；第二，以什么态度应对评估结果。

多年来，大师们反复强调一点：态度是自己创造的，所以也受自己控制。这句话基本正确。对生活抱什么态度确实会影响生活质量，关系到你是否达到了自己心目中的成功标准。

但不幸的是，倡导这种态度的大师，尤其是那些特别乐观的、常常忽视正确认识现实的大师，教导人们仅仅专注于调整我们的态度以迎合我们对于现实的认知。每一天，每一方面，都在变得越来越好，这是不可能的。这种脆弱的、短期的宣传鼓动，并不是特别管用。

以现实为依据的乐观态度才更具有建设性意义：今天，我成功帮佛瑞德解决了难题，但同样的做法却帮不了帕特里克。即便如此，我所做的一切都即将得到回报，继续坚持下去，情况会越来越好。

千万别让积极思维蒙蔽了双眼。承认现实，尽可能准确地评估现实，这样才能事半功倍。永远牢记大师经常告诉我们的那句话：面对现实，学会调整自己的态度。我们要对自己的态度负责，对自己的幸福负责。众所周知，面对任何状况，我们都有无数种应对方式，就像莎士比亚说的："事实本没有好坏，好坏都是人类主观意识的产物。"

也许老板的观点100%错误，但如何做出应对，她的言论在当下和未来将如何影响你的行为，只有你自己说了算。

大家都明白这一点，对吧？

大师、自助权威和商业专家们也曾发出过谆谆教诲：我们有能力做出任何改变，只有想不到，没有做不到。这也是对的，至少在理智范围内，在不超越人类极限的前提下（通常情况下，大师们都会把这些忽略不计）。你已经相信这些鬼话多久了呢？在此期间，你又做出了多少自己想要或需要做出的改变呢？

如果你和大多数人一样，也许你会发现，在现实面前，自己能改变的少之又少。

用力划桨

> **建议：**
>
> 　　想想山姆·华盛顿。自己的生活自己做主。回忆一下在听到这句话或悟到这个真理之前，你已经浪费掉了多少生命，走了多少弯路。

你还在等什么呢？我们还在等什么呢？这是大师们的口头禅。为了完善自我，国民可没有少花钱，也许在你看来，投入巨资必有效果，如今大家已是接近完美之人。在我们的共同努力下，大师们一个个都富得流油。金口玉言，大师说的必定是真理，但说归说，很少有人真正按大师说的去做。幸亏没有退款这种说法，如果谁没有听大师的话就要把钱退给谁，那大师们就该饿死了。这可不是什么好事儿。

现在该行动起来了。你们还在等什么呢？

> **建议：**
>
> 　　今天并不是你下半辈子的起点，昨天才是。

每过一分钟，未来就离我们更近一步。如果再近点，未来就会成为过去。当然，如果不想做出应有的改变，就遍地都是借口。关于这一点，美国伟大的哲学家安·兰德斯说过："别再为自己难过了，赶快行动起来。"柯立芝也说过："我们虽然无法同时做所有的事情，但我们可以立刻去做一些事情。"

选择一件事，立刻行动。

不用眉毛胡子一把抓，瞄准一件事立刻动手。合抱之木，生于毫末；九层之台，起于垒土。做好了一件件小事，你最终将成就大业。

一家跨国出版公司甘心大出血，为900名员工每人花费800美元培训费，送他们参加为期两天的研讨会，学习如何克服心理障碍，用电话招揽生意。最后，一位学员对另一位学员说："克服心理障碍，我有更好的方法，而且不用花一分钱，概括起来就是 JGOYFDAMTC。"

"这是什么意思？"她的朋友问。

"JGOYFDAMTC，只需行动起来，拿起电话就拨（Just get off your fat duff and make the call）。"

有时候，行动起来就对了。不想做，你怎么都能找到借口：时机不对，风向不合适；等等。

罗马人在实施行动上很有一套，他们曾说："如果没有风，就使劲划桨。"

> **建议：**
>
> 　划桨。

用力划桨或随波逐流，这是你自己可以选择的。

❂ 动力是自己给自己的

改变一种习惯是艰难的。人类学家康拉德·罗伦兹每天上班时，都会走固定的一条路，下班回家时走另一条，几十年如一日，从未更改过。当他试着做出改变——回家时走上班时走的路，上班时走下班时走的路——这种改变给他带来了巨大的焦虑感。从此，他又恢复了之前的习惯，不再尝试所有的改变。看到康拉德的经历，你心里平衡多了吧。和他比起来，你不仅适应力强，而且懂得灵活进退，不是吗？

"当你在经历一场改变时，"威尔·罗杰（美国传媒界的偶像）说，"你已经经历了。"

　　论引用名言，我可以说出一大车，但真相却是另一回事儿。无论我、威尔·罗杰、安·兰德斯、加尔文·柯立芝或其他人，都无法激励你做出你想要的改变。大师、商业专家、心理学家、激励演讲家或死去多年的罗马人——像我一样的自封型专家，这些人能做的只是替你指出正确的道路，最后的决策还要靠你自己拿。走或不走，由你决定。

　　你的公司只能有一位 CEO，企业文化是什么，生产力水平如何，只能有一个人说了算。那就是你，而非史蒂芬·科威、齐格·齐格勒或托尼·罗宾斯。只有你才能确定自己的人生目标，也只有你才能为自己的人生书写非凡。

　　林肯本可以继续勤勤恳恳地做伊利诺伊州的律师事业，这样他也许还能活得更久一些。乔纳斯·索尔克可能成为一位药剂师，爱因斯坦也只是一个小职员，富兰克林·罗斯福也不过是个腿脚不便的退役军人而已。

　　想想你最崇拜的人，肯定没有几个人，甚至更少。当他们活着的时候，他们做出过这样的选择。

　　如今，你和我还活着，所以你和我仍然可以做出选择。

> **建议：**
>
> 　　试着变成你最喜欢的大师，最喜欢的励志演讲家。

　　做自己的大师，将这句话转变为工作职责的一部分，转变为你必须做的事，转变为例行工作内容，转变为你想做的事。帮助自己，这正是自助的意义所在。做自己的大师。大部分答案，你已成竹在胸。下一步就是将其运用于实际。

　　作为将军以及后来的国务卿，乔治·马歇尔帮世界人民度过了历史上最黑暗的时期之一：二战及后续余波。马歇尔曾经对他的下属这样说："先生们，保持士气是士兵的天职，政府官员不受此限。但我希望该部门所有官员都能调整好自己的精神状态。我的精气神由我做主。"

　　做自己的大师。

☀ 你的身体知道你想要什么

在自我激励之前，你必须搞清楚自己的真正目标是什么。"如果不知道自己要去什么地方，最后你可能会走错地方。"这句名言来自已经去世，却永垂不朽的大人物——卡西·施坦格尔。论管理水平，他的地位也许仅次于匈奴王阿提拉。

我担任销售经理时，一位销售人员曾告诉我，他的目标是成为部门内的销售冠军。

"你没有说实话。"我回答，"你的目标是进入部门内前五名。"

"什么？你怎么知道的？"

"瞎猜呗。有一回，我跟在一个人后面爬楼梯，他走到二楼就不走了，所以我猜他的目标就是二楼。还有一次，我看到一位短跑选手沿着跑道全速飞奔，但只跑了100米就停了——他是个大块头，速度绝对不慢——因此我猜他只想跑100米。"

"的确如此。"

"没错。"我表示赞同，"我从没有见过你停下，但只要销售业绩排在部门前五名，你就不再努力了。而业绩一旦跌落至第六或第七，你打电话的次数就直线上升，并且对每个订单都努力跟进，甚至周五下午都不打高尔夫球了……"

"我不玩……"他刚想说，却发现说不下去了，很显然，事实就摆在眼前，再说也只是狡辩而已。

"一旦业绩回归到前五名，"我继续说道，"你还会像往常一样。只要保持前五名，你就心满意足了，既可以保障自己在公司的地位，又能维持不错的收入。因此，无论你嘴上怎么说，你内心的真正想法却从来不曾改变过。"

> **建议：**
>
> 想知道自己的真正想法是什么，行动便可说明一切。这些行动会带来什么结果？如果你未曾把这个结果当作真正的目标，那么从现在开始，你就要认清事实。

不想和别人一争高下也没有什么不可以的。这是你的选择，这个选择是正当的。目标是自己定的，切勿自欺欺人。你必须搞清楚，当某条路走到尽头时，你将身在何处。

你必须清楚自己究竟想要什么。无论目标是什么，要想达到目的你必须倾尽所能。动力是自己给自己的，你必须持续给自己动力，确保做好该做的事。无论目标是什么，幸运不可能每时每刻陪在你身边，因此所有大事小情只能自己做主。做决定时必须慎重理智，如果差之毫厘，目标便会与你越来越远。

☀ 专注于内心渴望的目标

装满杯子意味着要弥合现实与理想间的差距，做出自我牺牲往往在所难免。道理很简单：做出一定的牺牲，实现心中所想。

当然，事情的关键在于你所追寻的目标一定是内心所渴望的，无论你的渴望是什么。有个与众不同的目标也是合乎情理的，他们有他们装满杯子的方式，你也一样。

大家都听过这句话：如果不当领头羊，你就永远只能走老路。这话说得很对。除非你脱离群众，找到属于自己的路，这样你就真正自由了，前面没有傻瓜挡道，没有人指手画脚。即使你和大部队的目的地相同，你也能领先到达，因为眼下你已孑然一身，不用帮别人拖拽沉甸甸的行李。

> **建议：**
>
> 做领头羊，改变的不只是地位，还有生命的轨迹。

我还要重申，你所追求的目标一定是内心里真正渴望的，而不是你认为自己应该追求的，也不是你的老板、你的父母、你的兄弟姐妹甚至你的妻子认为你应该追求的。你设定这个目标，不是因为与人攀比，也不是因为别人会觉得你不成功。

你可以把别人的目标当成自己的，但达成目标的欲念只存在于心中，你无法挪用别人心头的欲望和热情。作家维拉·凯瑟说过一句名言，无论我们做什么，这句话都有借鉴意义。"世间万物都能归结为一件事——欲念。在强大的欲念面前，一切都显得渺小。"即便置欲念于不顾，你也能成功，至少用世俗的标准来衡量。即便遵循欲念，你也有失败的可能：用自己或别人的标准来衡量。也可能你在追随欲望的同时失去了自我。

我并不是说，你要辞去工作，抛弃家庭，跑到南太平洋去画画。那也许对高更有效，却并不一定适用于你。当然，对于高更的太太和孩子们来说，更无助益。

为一个并不真正属于自己的目标努力，就如同往上坡路跑一样，虽然也能到目的地，但过程并不轻松。即使你到了目的地，每个人都仰慕你，可如果那不是你想要到的地方，就毫无意义。

相比之下，如果你能驾驭自己内心的欲求，也就是想做某件事或想达成某个目标的欲求，又或两者都有，你就获得了驱使欲求的动力与能量。然而，万物都有枯竭之时，动力并非取之不尽用之不竭，就连人生目标也会随时变换。但是你要尽可能保持你的欲求源源不断地供给，那么，与苦寒艰辛的上山之路相比，摆在你面前的是一条通往家乡的康庄大道，会一路下坡，轻松许多。

再说一次，我并非主张"追随你的幸福"。这对有些人来说可能很简单，但对你和我来说可能不那么容易。也许那些给你带来幸福的道路无法带给你财富，或者那些带给你幸福的事业未必能够让你履行经济义务。

也许你并不拥有幸福。

现在，我想告诉大家的是什么方法最简用。答案非常简单：

※ 你想从职业生涯中获得什么？

※ 你有达成梦想的途径吗？或者能否走近路？

※ 为达成目标，你是否愿意竭尽所能？

其中有一部分方法会起到作用，也许是其中的一大部分。其中一些将不那么令人愉快，但没有一个会损害你的自尊或自我形象。

☀ 面对现实吧！这世界没有奇迹

在《人类之道》一书中，神学家马丁·布伯讲了一个伟大导师的故事。一天，其中一位学生请教导师："教给我一种靠近上帝的通行法则吧。"

导师回答："我不可能告诉所有人怎样侍奉上帝。有人通过学习与上帝交流，有人通过祈祷，有人通过斋戒，有人则通过进食。每个人都应如实发掘内心所指的方向，然后拼尽全力实现心中的愿望。"

威廉·布里奇斯在《创造你自己与创造公司》一书中重新讲述了这个故事。（一位神学大师向弟子传授机要，布里奇斯把这件事写进书中告诉读者，最后我又告诉大家布里奇斯写书的事情。这难道就是人类智慧代代相传的表现吗？又或者这一切只是被扭曲的谣言与谬误呢？）在布里奇斯看来，每个人都注定拥有不同的"生命体验"，大家欲求不同，能力各异，要充分运用属于各自的生产力活动以及个人资本。经历一系列发展，最终才得以生成不同的个性，不同的人生，不同的你和我。

也许吧。我想起一句话，它与这种观点颇具异曲同工之妙：在地球的某个角落，一定有位灵魂伴侣在等着你。但在我看来，如果一心等着这位神秘人物降临，你肯定会错过很多知心伴侣。

中国有句谚语是这么说的："天生我材必有用。"比起这条道儿，我们也许更适合旁边那条。就像比起这个人，另一个人更适合我们一样，这没有什么好奇怪的。我们都想找到那条最适合自己的路，就像我们都想找到最适合自己的伴侣一样。

然而，你并非灰姑娘，没有人拿着水晶鞋在你身后穷追不舍。无论这份事业多适合你，你都必须脚踏实地去做——让自己与这份事业合二为一。这和经营感情差不多。无论这个人多适合你，两个人之间的关系都要细心呵护。

如果你不愿意付出努力，也许这个目标根本不是你真正渴望的。到目前为止，我已经写了好几部小说，也很享受写小说的过程，甚至还收到了几条来自读者的好评。能写出获奖小说固然好，但我并不愿为此多费时间。当作家并非我最大的愿望，所以没有必要在写作上呕心沥血地奋斗。

当然，欲求并不会让追梦之旅变得容易，也许还会更加艰难。所以，为坚持到底，我们才需要欲望的支撑。比起 1993 年唐纳德·怀曼在工作中的糟糕经历，我们为事业成功而做的一切就显得太微不足道了。

唐纳德·怀曼是一位木匠。一天，他在工作时，一棵树突然倒下，他的左腿被死死压住，完全动弹不得。唐纳德大声呼救，但一小时过去了，周围连个人影都没有。情况万分危急，再这样僵持下去，他必死无疑。

于是，唐纳德从口袋里掏出刀，将左腿膝盖以下的部分生生切除。从皮肤到肌肉，直至贯穿骨头，左腿就这样被硬生生地切断了。

唐纳德·怀曼爬了近 30 米才到山顶，最后进了一辆推土机。他艰难地爬进驾驶室，把推土机开到自己卡车旁边。然后，他又费力爬出驾驶室，一步一蹭地朝卡车进发。他的右手和右腿还能正常移动，左手则抓住绑在左腿膝盖处的鞋带（唐纳德用鞋带当止血带）。所幸在他昏迷前，有人发现了他。

这正是强烈的求生欲带来的力量。读了这个故事，你可以告诉我，为追求事业付出努力，当真有那么困难吗？

只需欲望就足够了？大师们的确是这么说的。我可以举出一堆例子。时光追溯到 1819 年，威廉·黑兹利特（英国评论家）说过："只要下定决心，成功便触手可及，因为决心本身就能为你指明道路。"如果这些听上去振奋人心的名言警句是真的，那我 12 岁那年就能和碧姬·芭杜约会了。果真如此，夫复何求！

因此，我最喜欢《洛奇》系列第一部，其余的都有狗尾续貂之嫌。这部电影没有标榜"决心可以战胜一切"。为了与阿波罗·克里德一战，洛奇做了充分准备。但大战前夜，他却认清了事实。自己在拳击界籍籍无名，经验少得可怜，训练也不充分，而对手却是赫赫有名的重量级拳王，面对这样一个打遍天下无敌手的人，洛奇绝不可能获胜。无论他的获胜心有多强，无论他的态度有多乐观，不可能就是不可能。然而即便如此，洛奇也要将能力发挥到极致，充分利用各种到手的机会。与大人物大战一次，有何不可？但此时，洛奇的目标已经发生变化——他只想与冠军纠缠到底，不被打趴下便是胜利。迄今为止，还没有人能做到这一点。洛奇善于根据现实调整目标，所以才能最终迈向成功。

对我来说，认清现实比奇迹获胜更励志——因为前者更贴近于真实。在电影里，乐观者们虽不想让洛奇输，但两者若在真实世界中打起来，他们绝不会把钱压在洛奇身上。

☀ 也许你更适合干点别的

有些乐观的谣言却穿着以现实为基准的虚假外衣。大家都听过下面这句话：如果你想得到什么，就永远不要放弃。永远是段很长的时间，在我看来，大多数人都等不到。还记得吗，在这些永远不放弃的故事中，主人公们无一例外都获得了成功。一位编剧在之前写了 28 个剧本，但都被弃置于垃圾箱，然而第 29 个则修成正果，得以搬上大荧幕。一位接球手在次级棒球联盟队一干 13 年，但 32 岁时却成功转型为首次参加职业球队联赛的新人。在经历挨饿和破产厄运后，一位创业者终于得到了幸运女神的眷顾。

从统计学角度看，大部分曾历经困难、决定永远不放弃的可怜虫们最后只能向命运屈服，接受失败的结果——即便原因各有不同。这就是成功者总是受到人们追捧的原因。

不能否认，和幸运的成功者相比，失败者既无毅力，工作又不努力。但很多失败者却是既有毅力又努力。大部分失败者缺乏天赋，而其中却有许多颇具天赋。那些幸运的成功人士会告诉你，他们极具自信，知道有一天，自己一定会成功。但大多数失败者也会说出这番话。

在某一时刻，如果那些失败者甚至那些成功人士，肯抛弃个人损失，重新投入干点别的，也许他们会更快乐。一位音乐喜剧作家曾告诉我，千万别入音乐喜剧这一行，除非你别无选择：铁了心要往音乐喜剧领域钻，不做其他考虑。

勇于尝试，既要有魄力，又要有智慧。如果让我罗列出在销售领域取得成功的最重要品质是什么，那一定是"坚持"。如果第一次没有成功，那就从第一次经历中吸取经验，然后不断地挥汗如雨。然而，有时候你会发现，也许自己更适合干点别的。试试其他职业也未尝不可。西蒙·波伏娃说过："面对一个不可能克服的障碍，固执己见是最愚蠢的。"这一点人们都知道，但很多人偏偏喜欢一条路走到黑。我们总是假装真理不存在。

永不放弃也许只适用于一些人，他们出于心理上或其他方面的原因，必须去做他们永远无法放弃的那些事。对这些人来说，努力本身就是最大的报酬，而不是他们可能做的任何其他事，或者是那些在追求永不放弃的事业的同时便拥有富裕而有意义的生活的人。

1991 年，61 岁高龄的麦克斯·富勒才成为一名律师。1966 年，他第一次参加律师考试，25 年来一共参加了 48 次才得以通过。在漫长的备考岁月里，他一直做机械工，同时还抚养着 7 个孩子，其中两个也成了律师。他曾在加利福尼亚州康普顿的市政厅当过 4 届议员。

也许你有一个梦想。也许为实现这个梦想，你永远不会放弃。或者对你来说，它仅仅是个梦，仅此而已——但也许通过它，你将了解到自己真正想要的是什么。我曾梦想成为职业棒球手，但我从未为此付出过努力，而且本人尤其不擅长打棒球。我真正想要的是什么呢？棒球手身上有哪一点可以吸引到我？

好吧，我还喜欢到全国旅游，拜访不同的城市。坦白地讲，我最喜欢让别人注意到我（但别成为全国焦点），让别人崇敬我。因此，当个专业演讲者或顾问更合我的胃口，比全职销售管理或作家什么的强多了。我花了很长时间才找到自己的兴趣所在。说实话，棒球打打就烦了，而演讲却怎么都不腻。正如一则老笑话所说：追随自己的梦想——只要你的梦想不是在大街上裸奔。

建议：

要想装满杯子，就要先搞清楚自己真正想要的是什么，而不是你认为你想要的或者你认为你应该想要的。

你也许很擅长做某事，很热爱某事，但你无法以此为生。或者社会对这件事根本不重视，又或者重视程度不够，无法给予你足够的物质回报来维持你想要的生活。我有一个朋友，他是一个出色的视觉艺术家，但他从来没有因为做这个赚到多少钱。对于往车上装货物，他也是最擅长的。我从来没有见过一个人像他一样能往轿车或货车里装那么多的箱子和家具。如果往车里装货是一门流行的专业的体育运动项目，他就是这个领域的迈克尔·乔丹，每年赚五六千万美元。不幸的是，在这个社会，打篮球比运送一堆旧物品更有价值。因此，他将自己在空间关系方面的优势运用到 X 光透视上——如何安置医疗设备和病人，将病人需要透视的部分完整地呈现出来。

综上所述，尽你最大的努力推动你欲望的发动机。

❀ 别指望一份工作能改变你的人生

远大的目标是人生的最佳动力，它能赋予我们能量，让平淡的生活焕发出勃勃生机。由此，我们的能力将得到提升，对于现实的理解也会被刷新。根植于现实的积极思维，并非把不存在的限制强加于自己身上，而是为了加深你的现实感。

"因为有梦想，我们才变得伟大。伟人都是造梦者……我们中的一些人让这些伟大的梦想消亡，但另一些人则滋养和保护他们，在糟糕的日子里照顾他们，直到把他们带到阳光和光明的地方，而这些阳光和光明总是给那些真诚地希望他们的梦想成真的人。"

这段话是伍德·威尔逊说的。他没能让美国加入国联，后来又突发中风，最终他在位时的政策被美国人民推翻了。威尔逊说这番话时可能还未遭受到一连串如此重大的打击。梦想并不总是会实现，但如果你不去追求，梦想永远不会成真。但是，威尔逊确实从大学教授做到了美国总统，成了世界英雄。如果这是一场失败的经历，也比大多数的成功要好得多。

有人曾说，如果你想与英雄同行，首先，你要将自己放在英雄的道路上。

> **建议：**
>
> 　　无论你的事业目标多宏大，也别指望光凭一份工作就能改变你的人生轨迹。工作就是工作，单凭于此，你无法向全世界证明你没有变成自己内心中害怕变成的那种人。

　　别对一份工作抱太大希望。如果你希望过高，不但对事业发展毫无益处，而且还会伤害到自己和身边的人。但从另一方面看，通过这份工作，你能证明自己没有蜕变成自己害怕成为的那种人，你能证明自己的潜力，证明自己还有巨大的上升空间。

　　心有宏愿固然好，但这份愿望必须是你内心真正渴望的，而且实现它的同时，不能对生活的其他方面造成阻碍。公司总喜欢强加给我们一些不切实际的目标，如果有可能，要对其进行纠正。如今，越来越多的人意识到，为公司制定的目标费神费力根本不值得。这些目标要么阻碍生产发展，要么把员工逼到极限，总之要多差劲有多差劲。

> **建议：**
>
> 　　※ 一个人所能到达的远方应该超越他目前的能力。但如果你脱离实际伸手过长，也将一无所获。
>
> 　　※ 没有达成别人的目标或期望，对任何人来说都算不上失败。
>
> 　　※ 有时候，成功并不是用我们完成的目标来衡量，而是用我们的生活质量衡量。过好自己的生活也是个不错的目标。

　　设定好目标后，你也许会发现根本没有所谓竞争这一回事——那些你以为的竞争对手的目标和你的完全不同。无论在家庭、工作、朋友、挑战、精神、关系等方面，你们的追求可谓大相径庭。

建议：

永远别拿自己与那些和你不在一条跑道上的人比较。

☼ 态度是可以自己创造的

这里有一个简单的真理：可能没有任何简单的真理。销售是种速记：在短时间内，思考各类复杂问题，让潜在客户对眼前的状况实施评估，最后做出决策。因此，类比、讲故事、暗喻以及引用，对销售人员来说可谓百试不爽。通用电气公司 CEO 杰克·韦尔奇说过："简单的信息传播得更快，简单的设计更容易占据市场，去除繁杂的因素有利于快速做决策。"

沃特科技是我的客户之一，他们致力于生产光散射装备，用来测量聚合物中纯分子的重量。至于沃特科技的产品为什么好于其他同行的产品，这个问题只有相关专业的博士才能回答出来。他们的潜在客户不明所以，我作为其中的一位商业顾问也不明所以，即便我也有博士学位。然而，只要读了我们对产品的说明，所有人都知道这家公司究竟是干什么的："测量车速要用里程计，而非高度计。当然，如果你愿意做一些复杂的计算，高度计也能得到大致数据。而里程计却能立刻得出准确车速。"

用最快速度让自己接纳这个目标——提醒自己你正在做什么以及为什么要做。只有这样你才能保持干劲儿，保持该目标对自己的吸引力。

圣地亚哥冲锋橄榄球队的前锋诺曼·汉德，在其队服短裤内还穿着一条迈阿密海豚队的短裤。汉德曾被海豚队辞退。"每一次感到筋疲力尽时……我就看看这条短裤，它能使我燃起斗志。"

一天，我看到公司一位高管毫不留情地数落助理，他言辞刻薄，听者无不震惊。这位高管穿着一双非常昂贵的鞋，也许比助理一个月的工资还多。

助理离开后，我问他："上班时，这双鞋比你的工作态度还重要吧？"

"不是啊，当然不是。"

"那你穿这么昂贵的鞋干吗？对工作有帮助吗？"

"它们可以帮我端正态度。"

"太好了。那就换双鞋吧，好吗？"幸运的是，这位高管明白了我的意思，他大笑起来，态度立刻和缓了。从此，一旦需要调整态度，这位高管就谈换鞋。如今，他已经把自己当成"穿电热鞋的人"，随时准备换鞋。

之前，微笑和闪闪发光的鞋一直被当作销售人员的标志。如今，大部分管理者——我们中的大部分人——只记得把鞋擦亮，却忘了露出笑颜。穿着脚疼的鞋没有人要，但我们却喜欢整天摆着臭脸，让自己和周围的人泡在怒火之中。其实，与换鞋比起来，改变态度要容易得多，你说到就能做到。态度一转变，你一整天都轻松起来，周围人的日子也好过许多。想想换鞋的画面，虽然看起来很愚蠢，但这招十分有效。转变态度，说到就能做到。

❀ 选择当下

> **建议：**
>
> 销售员要诚信地对待每一位顾客，尤其当顾客是自己时。

成为自己的大师，首先要做的是装满自己的杯子。只有对自己所做的事坚信不疑，只有将信仰植根于实际生活，保持干劲才更容易，只有乐观没有任何实效。欺骗无法长久。当现实露出丑陋的嘴脸，即便表面上你再成功，但回到真实世界，你会发现之前自己完全在自欺欺人，到那时再神通广大的大师也帮不了你。

事实上，你看起来越成功，你可能感觉越糟糕，因为你越可能感觉自己像一个骗子，你就越容易觉得你在误导周围的人。这会导致你变得懈怠、畏缩不前、偏激或者自欺欺人，这些都不能长期地给你激励。

做自己的大师，并将其写入你的工作职责，每时每刻都可能改变你的一生。既然可以自由选择，那为什么不选择当下呢？

☀ 你需要的不是二手结论，而是实实在在干出来的过程

当然，做自己的大师并不等于停止学习。不放弃任何向别人取经的机会，无论是谁，无论在哪里，瞅准时机就上前交流。这样更有利于自我指导，汲取各种知识，但一定要抱着怀疑心态，毕竟尽信书则不如无书。

敢于质疑权威，敢于挑战大师。在美国，汤姆·彼得斯是位颇具影响力的金融观察家，他见解深刻独到，富于洞察力。但人有失策，马有失蹄，大师也有看走眼的时候。汤姆的畅销著作《追求卓越》被许多公司奉为圣经，但在此书出版后的十年之内，书中提到的企业竟有2/3陆陆续续呈现出了明显的下滑趋势。

有时候，商业大师也会失去对现实的准确判断，虽然起初他们的判断是正确的。

一次，一位演讲者告诉一群装配工：被开除的人绝不会再犯之前的错误。

"有了被开除的经历，反而能在事业上取得进步。"演讲者说，"艾科卡就是个例子。先被福特公司开除，然后进入克莱斯勒公司。"

一位听众似乎有不同意见，她打断演讲者，立刻反驳道："尊敬的演讲者，我不这么认为。如果我被公司开除，就不太可能得到那么好的机会，先被竞争对手雇佣，再把我提拔成高管。艾科卡的年薪高达数百万美元，我可拿不到那么多。关于这方面，我没有做过结论性研究，所以只能随便说说。"

"嗯，艾科卡只是个例而已。"大师解释道。

"也许是非常典型的个例，"另一位装配工小声嘟囔，"就是有点过时了。"

据说，被自己精挑细选的董事会草草开除后，商业大师阿尔·敦洛再创辉煌，靠着为听众出谋划策，讲解领导之道，出场费居然高达10万美元。究其原因，也许是匈奴王阿提拉不在世了吧。

约翰·拜恩是《电锯》一书的作者，他在书里大肆抨击阿尔·敦洛。拜恩写道："那人居然有脸自称美国最佳CEO。还记得阳光公司吗？敦洛可是他们的'大恩人'。就因为采纳了他的建议，阳光公司几乎被毁得一分不剩：短期内，将公司股票飙升至每股50美元，紧接着，股价打着滚儿地往下跌，直至每股不到6美元。"

在敦洛提供给客户的建议中，有一条是这么说的："如果想找个朋友，那就买条狗。"我也想对拜恩提一条建议：如果想买个朋友，包括除人类外的其他种群，最好先好好检查下自己的方法是否妥当。

一直以来，我最喜欢的商业大师至少是位名义上的精神导师——他曾九死一生，出版的磁带和自助类书籍从未离开过畅销榜。这位大师的名言是：只有当我的学徒才能学到真本事，想通过书籍和磁带根本没有可能。据我猜想，这位大师更喜欢面授机宜，只有面对面听他讲课，才能学会他所谓的精髓。不自卖自夸，别人更不会买账。虽然不是很理解其中的奥义，但我很喜欢这个概念。（我知道就在我们说话的当口，唱片业已经开始着手调查此事了。）在精神导师界，他可能只称得上不错，但若在商界，他真称得上举世无双。

> **建议：**
>
> 市场营销有自己的门道，有些内幕通常会被隐藏起来。

顺便说一句，如果你找别人借来此书，或者从某处偷来此书，或买了本二手的，千万别断章取义，随便截取一句名言就来糊弄群众，如果让我或我的律师逮个正着，有你好看的。

史蒂芬·科维是有史以来最成功的商业顾问之一。迄今为止，他的著作《高效能人士的七个习惯》已经卖出了 1300 万册。在某一时期内，全球 100 强企业中有 82 家找他做顾问。在此之后，他与西朗·史密斯强强联手，组成顶级顾问公司。西朗是富兰克林每日计划公司的创始人，也是畅销书《成功时刻和管理生涯的 10 条自然法则》的作者。再来看看顾问界的神话：20 世纪 80 年代，一位大师成功说服美国的雅皮士们人手携带一册大约 18 千克重的日记簿，估计他们得专门上堂课才能学会如何使用这本书。

"我们俩先把公司合并了，让大家看看我们的专业水准如何。"富兰克林·科维公司成立后，科维宣布，"我们要打造公司合并的典范，以后再有企业合并，就照着我们的来。"

据《商业周刊》报道，"他们确实打造了'典范'，但和科维预想的大相径庭。机构臃肿、计划失败、内部争吵不断，富兰克林·科维公司成了名副其实的反面典型"。目前，公司的计划是两位管理大师暂时把注意力放在写作和演讲上，公司管理权要移交给别人。

"换句话说，"一位说话不太留情面的观察家告诉我，"如今，事实证明他俩根本不能运营好自己的公司，他们将继续来告诉我们这些人，如何经营好我们的公司。"

现在，科维已经 66 岁高龄，通过教给别人如何管理公司，他已经聚敛了万贯家财。"亲身管理公司与站在学术角度研究管理大为不同。"科维说。

事实也是如此。这里还有个例子，大家可以拿我和科维对比下。不久之前，我俩碰巧同一天待在同一座城市。那次，我为一家正处于快速发展中的公司做演讲。大家很捧场，授课效果也不错，而且报酬很丰厚。另一边，科维的演讲课程成了当晚的头条新闻。我自认没有那么好的机遇，可以亲手成立一家与富兰克林·科维的公司平起平坐的企业。即便成立了公司，我也只能当个策划，做些为创始人出主意之类的事情。

> **建议：**
>
> ※ 敢于质疑权威。敢于质疑真理。敢于质疑大众。
>
> ※ 敢于质疑我，质疑这本书中的一切。

敢于质疑传统。南丁格尔伯爵说过："无论大多数人正在做什么，无论处于什么环境下，如果你敢反大众而行之，也许在今后的日子里，你再也不会犯下其他错误。"

敢于质疑伯爵。敢于质疑我在本章中引用过的所有名言。

二、觉察自己的思维模式

有时候，做自己的教练需要具备创新思维，用新方式装满杯子。而传统观点也强调我们应立足于新视野，开拓新思路。但实际上，跳出旧框架，创立新思维，我们首先要做的正是挑战传统智慧，质疑那些被大众所接受的基础理论。

麦克罗尼西亚岛上的居民根据不同物品，发明了 17 种计数法，棍子形状的、圆形的，还有鱼类，一种东西一种计数方法。这些人完全不明白数字是什么，根本不会从数学角度思考问题。你问他们 3+2 等于几，他们则问你两个和三个指的是什么？

麦克罗尼西亚人被自己的世界观束缚住了，我们也一样。

☀ 拥有被嘲笑的勇气

有人曾说，发现包括看到大家都看到的和思考别人没有想到的。置身于商场，害怕创新是种通病，因为没有人希望自己被别人笑话。然而，哲学家阿尔弗雷德·怀特黑德曾说过："在某些程度上，每个新提出的观点都有愚蠢的一面。"

有的观点不仅看上去愚蠢，有时候，它甚至愚蠢至极。在治疗黄热病上，盖尔·博登曾提出建议——将病人冷冻起来，直到其全身上下被冰霜覆盖，保持此状态一周时间。他的另一个创意是"两栖车"——马车和船的结合体。结果可想而知，陆地上开不了，一下水就翻车。然后，他又发明了脱水肉干。《美国科学》杂志将其称为"最有价值的发明之一"。但其他人并不买账，有人认为这种东西"恶心得要死"。军方也发来抗议：脱水肉干不仅难吃不解饱，而且还会引发头痛、恶心，"严重抑制肌肉生长"。

博登的另一个愚蠢发明是压缩牛奶，这项生意每年可挣得 30 亿美元。

"在开始阶段，大家认为新创意荒谬至极。"心理学家兼哲学家威廉·詹姆士说，"接着，大家会承认你说的是事实，但这是显而易见的，而且一点儿都不重要；最后，你的提议成为重中之重，那些看你不顺眼的人宣称是他们先发现这一点的，你的创意有抄袭之嫌。"

IBM 创始人托马斯·沃森曾建议我们应该少担心被嘲笑，而更应该担心"盲目服从让自己背上坏名声"。我不知道 IBM 公司是什么情况，但对大多数公司来说，无论这个命令多么欠缺考虑，服从命令却一点儿都不可耻；即便有什么可耻的，那也是不服从命令者可耻；即便公司天天嚷嚷着创新思维，命令该服从还是要服从。

"有时候，公司必须给叛逆者让道。这帮人怎么想就怎么干，完全不受约束，创造力十足，他们把原则和现状视为不共戴天的仇敌。他们随时准备推翻旧体制，用更新更好的方法创立新世界。"海军上将希拉姆·里科弗说。

◎ 不按套路出牌

策略：

我最喜欢的引发创造性思维的方法之一是，列出几条解决问题的方案，然后反其道行之，看看把方法反过来用可不可以。如果把这些反过来的方法推荐给别人，事情会怎样？和原有方法相比，反过来是否更好？将原有方法和反过来的方法结合在一起会怎样？

也许你不会立即找到解决方案，但你却可以很快产生新见解，这就是创新之路的起点。

我喜欢的另一种方法来自杰克·福斯特的书《如何获得创意》，里面有个例子：一座老旧办公楼里人满为患，超过了其承载限度。最大的问题是整栋楼只有两部电梯，上下班高峰时间，能用的好像永远只有一部。

福斯特写到，大楼经理有多种可供选择的解决方案——在大楼外装新电梯；在某个楼梯间内装电动扶梯；给早到或晚出的下属特殊奖励；鼓励在较低楼层办公的下属爬楼梯；让某些租户公司调整工作时间。

她是如何选择的呢？

答案是安装镜子。经理在电梯等待区域安装了几面大镜子，从天花板到地板，每一面墙所有区域都被镜子覆盖。这一招还真管用。因为据她发现，如果可以花些时间照镜子，打量打量自己，人们不介意多等会儿电梯——也许还能偷偷炫耀下外表，看看一起等电梯的人里谁最美丽从容。

面对只有两部电梯的困境，大楼经理另辟蹊径，从另一方面解决了问题。说得更详细点，她深入探究实际，发掘问题背后的真相，然后逆其道而行，最终解决了问题。他的应对策略是缓解人们等电梯时的急躁情绪。

任何假设都能被挑战。任何假设也都应该被挑战。

策略：

想装满杯子，一定要深入研究问题，同时问自己："问题究竟出在哪里？是电梯不够还是另有隐情？"

建议：

当你不同意公司的政策时，问问自己他们真正想要达到的目标是什么。你还能提供其他选择吗？也许你可以装上几面镜子，而不是给他们建电梯。

我想起了一个笑话。三个人在同一栋楼里各自开了家服装店，而且店面互相毗邻。很显然，三人相争，有胜有败，共赢是不可能的。

边上那家店的店主拥有销售规划学学位。他制作了美丽的橱窗，橱窗上还贴着大海报，上面写着"年终清仓"。另一边上的店主拥有 MBA 学位。他不仅在报纸、电视和广播里做广告，还把所有广告和两个巨大广告牌贴在一起，牌子上写着"清仓大甩卖"。

中间位置的女店主什么学位都没有。她从普通职员干起，一步步熬到店主。对广告和市场营销，她知之甚少。但即便如此，她竟在门上贴了一条横幅，上面写着"入口在此"。

1999 年 2 月，一座城市的监狱里的一位犯人打了一通私人电话。他既没有打给自己的律师，也没有打给自己的女朋友，而是拨通了监狱的电话。在电话里，他假装警官，命令狱警把一位犯人（他自己）从监狱里带到某个地方（他女朋友家），然后把犯人一个人扔那里。狱警果然照做了。据警长回忆，这通要求转移犯人的电话实在太蹊跷了，所有人都认为这一定是高层的决定。

论跳出思维框架，这个成功越狱的人很了不起，他的亲身经历就是一本完美的自助手册。如果知道他现在在哪里，你可以向这位大师请教一番了。

☼ 在找到更有效的方案前，现有的就是最好的

建议：

　　有时候，跳出传统思维的第一步就是质疑自己是否有必要跳出传统思维。

有时候，老生常谈也有存在价值，无论套话还是风靡一时的管理模式，它们能留传至今，绝对有其不可替代的一面。许多企业脑门一热就乱干一气，为裁员而裁员，为重建而重建，没有既定目标，也没有明确的长期规划，只要能省钱，代价多大都在所不惜。

完全用新思维替代老办法，不仅政府吃不消，企业也将面临重重困难。几年前，《焦点》杂志还是传媒界的标杆，我受邀参加了一次公司内部会议，这场会议持续了大半天，期间地区副总裁要求下属们同时就 27 个不同议题进行撰文。27 个！还同时！看来，这位老总根本不懂"焦点"二字意义何在。他也不清楚自己究竟想从下属那里获得什么，他的下属更搞不明白总裁意欲何为。

我们都知道，我们必须接受变革，我们甚至已经对变革产生了一种狂热，以至于有时候变革本身成为一种目的，而不是达到目的手段。

"我们时刻都被提醒，如今是变革的时代，我们也要跟上形势，随时准备变革。"一位充满挫败感的制造业管理者如是说，"因此，不管好坏，不管杰出与平庸，只要变就对了。我不知道其他公司情况如何，但我们公司绝对损失惨重，很多优秀理念都被推翻了。想知道原因，答案就和企业的领导告诉我们的一样，都是从最新的管理流行用语来的，不管这个星期的流行语是什么。"

"这是一种模仿式管理。"另一位同事说，"目前，大家都在重新设计轮子。

因为新近流行的观念认为轮子不能是圆的，圆形轮子是老古董，是因循守旧的表现。因此新型轮子必须有所突破，不能像旧式轮子那么好用。"

　　有时候，跳出旧思维就是翻翻旧账，看看我们都舍弃了什么。树立新思维意味着找出潜在的解决方案。如果单纯为了破旧而破旧，那就得不偿失了。放着成熟、正确的方案不用，偏偏要另辟蹊径，往往会走弯路。

　　轮子还是圆的用起来方便。善于自我指导的人不会否认这一点。

第四章

最大的卖点：
如何正确地推销自己

"你想买几本杂志吗？"

你站在街角，只要有人路过，你就问这个问题，猜猜问到第几个时，对方会回答"愿意"或"也许吧"？

16岁时，我曾挨家挨户劝说别人订阅杂志。在这条街区，每到周六或接近傍晚时分，总有一些人偶尔出现在门口。他们也许是醉汉，也许是疯子，也许是未成年人，也许一看就知道穷得叮当响，根本通不过信用调查。对这帮人，我们一律不理不睬，根本用不着浪费时间劝他们订杂志。想尽快摆脱他们，只需问一个问题就够了："你想买几本杂志吗？"

他们立即就回应你，而且答案永远一致："不。"甚至没有人问问我们卖的是哪种类型的杂志。

我想起一个民间流传的故事：一个男人站在街角，看见女人路过就向她求婚，长此以往，也许会有人答应他。但即便等到那一天，这个男人也已经很老了，结不结婚还有什么意义。

大卫·奥格维是奥美广告的创始人，他曾说道："在现代商业社会，做个有创意的发明家没有意义，除非你的发明有人买。没有人看得出你的管理是好还是坏，除非有个很棒的销售员为你做宣传。"

"根据我35年来对企业人士的观察，"企业观察家托马斯·奎克说，"每次都能把事做成，并且能高效率地取得自己所想要的结果的人，他们一定具备高超的销售技巧。"

你的创意和设想只属于你个人。你是否具备销售能力，让目标人物成功接受你的理念？你是否曾把最大的卖点隐藏起来，指望对方或公司管理层慧眼识珠，与你心心相印？你清楚最有效的卖点究竟是什么吗？

如果想让一位下属的工作能力提升到新高度，你将如何让对方接纳你的观点？不仅理论上明白，情感上接受，而且还要拥有付诸实践的能力，这个标准你能达到吗？对她来说，什么才是最有效的卖点？

除了做 CEO 外，你还是全公司的销售经理，是销售部门的领头人，如果你都无法让别人接受自己的观点，那谁还能做到呢？

当我们想在工作上做成某件事时，我们常常只是简单地问我们的老板、下属、同事甚至客户"你想买些杂志吗"，而不做任何推销。你需要去问，如果不问你什么也得不到。但是，如果你所做的只是问，你能够得到的就跟站在街角的那个饥渴的家伙差不多。

☀ 将"WIIFM"做到最大化

> **建议：**
>
> 有原因的请求更容易被接受——即便这个原因毫无意义。

我能加个塞，先用一下复印机吗？

如果我这样问你，你会同意吗？

在一项研究中，实验人员问前面的人能否加塞先用复印机，"打扰一下，我只有五页，能先用复印机吗？"结果只有 60% 的人同意。实验人员又换了种问法，加上一句"因为我要复印些资料"，结果，所有人都愿意让道。只加了个"因为"，沟通效果就出现了显著差异，即便这个原因毫无意义。

> **建议：**
>
> 无论协议还是承诺，加个原因就成了卖点。如果这个原因有实际意义，那就更加如虎添翼。

很显然，销售人员往客户杯子中加的水越多，生意越好做，结果对客户越有利。销售人员越真诚，越富于激情，客户受到的影响就越大。这是个放之四海而皆准的道理，即便不从事销售行业，我们也能利用这个规律加深我们对周围人的影响。

也许你无法装满对方的杯子，但至少你可以不停地加水，而且越多越好。

> **建议：**
>
> ※ 搞清楚上级、同事和下属的问题所在。知道他们的目标是什么。看看这些目标和你的目标有无交集。
>
> ※ 有时候，要想将你的创意推销出去，需要多花一点儿时间完善你的推销策略。

将 WIIFM 做到最大化。所有销售人员都知道这几个字母代表什么，但令人惊讶的是，有些人好像忘了在生活中如何将其付诸实践。WIIFM 的意思是"我能得到什么好处"（what's in it for me）。当然，me 指的是你的推销对象。采纳你的建议，客户能得到什么好处？对客户来说，最具吸引力的是什么？他们为什么会被吸引？如果客户认为他们不需要你推荐的商品，你要如何创造需求？

客户能得到什么好处？

第三世界国家的一位建筑设计师在地震频发地带设计了一栋高层住宅楼。在建筑过程中，他发现公司订购的钢材质量低下，不符合设计标准。他该怎么做？

他是怒气冲冲地走进总裁办公室，边指着对方的鼻子边愤怒地拍桌子，还是威胁对方，又或者用道德说辞感化对方，甚至哀求对方呢？

这位建筑师很有头脑。他先不动声色。每周工程进度报告会，公司总裁都要参加。俩人就一些日常问题进行交流后，这位设计师冷静地说："你知道公司订购的钢材和我指定的那款不同。这款也不错，质地同样结实，但价格却实惠许多。正常情况下没有问题。然而，此地处于大断裂带地区，长此以往，我们会面临大麻烦。"

建筑师拿出一张整理好的剪报，递给总裁。上面刊登了一条新闻：1999年大地震后，几位土耳其建筑承包商被迫逃回国内——当地民众甚至还当街朝他们扔石头。

"这些承包商使用的建筑钢材和我们订购的一模一样。"建筑师解释道，"在绝大部分情况下，这些钢材没有问题。但这里存在断裂层，早晚会发生地震。到时候，政客会把事先准备不足的责任全部推卸到我们身上，咱可真成替罪羊了。事情走到那一步，公司就会被千夫所指，甚至有倒闭的风险。"

整个过程中，这位建筑师始终没有提违反法规的事，没有把责任归咎到私换钢材的始作俑者身上，也没有提250家住户会面临生命危险。相反，他一直在强调"公司会垮台"，这才是最大的卖点。正因为这件事不符合公司总裁的长期利益，所以必须加以控制。

很明显，这个例子有些极端。大多数时候，我们不会遇到需要处理违法行为的情况，也不会遇到关乎生死的重大抉择。但无论事情大小，想让别人接受自己的观点，你更需要学会如何说服对方，如何让对方看到这件事与他们的利益息息相关，而不是靠命令、要求、乞求甚至希望对方有一天自己发现你的观点并无条件支持。

对销售人员来说，学习这堂课并不轻松，必须给他们时间慢慢消化才行。最近一项研究发现，销售人员更喜欢谈论自己，谈论公司的商品，却总忽视客户本身的感受以及客户的需要。

☀ 要问自己为对方做了什么

"你怎么能这么对我？"一次，我听到一位销售人员对客户抱怨，因为客户选择了他们的竞争对手。

客户什么也没有对她做。这位销售人员只是没有让客户觉得自己能从该产品中获益。身在商场，对待周围人，我们总是抱怨"他怎么能这样对我"，而非思考我们的产品如何才能满足对方的需求。

戴维斯·帕尔森知道经理最讨厌编制预算。做这项工作虽然不会浪费很多时间，却很枯燥。经理认为如果把时间放在销售领域，她会取得更好的成绩。戴维斯的加薪请求被拒绝后，他主动请缨，愿意承担额外的工作，以此证明给自己加薪是合理的，其中就包括编制预算。于是经理给戴维斯加了薪水，并为他减免了许多工作，好让他腾出足够的时间处理那些额外的工作。

☀ 帮助别人达成所愿

销售的目的是通过满足别人的需求来达到自己的目标。帮助别人达成所愿并非博爱的表现，而是非常有效的销售策略。让客户了解产品的优点，向他们展示通过购买产品，他们能得到哪些切实利益。无论从事销售行业，还是其他任何工作，即便是在日常生活中，帮别人达成所愿都能给予你巨大的成就感。

或许你会认为便利店就是便利店，对吧？也许。但快街（QuickTrip）便利商店公司的平均汽油输出量为 300 万加仑，而同行业竞争对手却连 75 万加仑都达不到。在商品销售方面，快街的平均销售额为 200 万美元，而别的商家的营业额却低于 100 万美元。为什么会这样？快街公司的员工的工资是其同行业竞争对手的 2 倍。所有员工每月还能享受分红。除了提供股份期权外，公司还有其他福利，比如屋主保险和育儿补贴金。为让顾客享受平价购物，公司不惜削减利润，因此，快街拥有大批回头客：其中甚至包括那些对价格很敏感的顾客，想让他们成为回头客真不是一件容易的事。商店里干净整洁，货品经常上新，以保证新鲜度。

如果你担心汽油涨价，那就把心放在肚子里，快街便利店油价很实惠，而且将一直实惠下去。如果你的爱车在快街加油后发生故障，你还能得到相关赔偿，没有加油发票也无所谓，只要你说加过那就加过。如果经机械师证实汽车损坏是汽油造成的，快街便利店将负担全部修理费用。在市场营销人员看来，这可能是在耍花招，而销售人员会说这是很有价值的做法。如果你不小心开了一张价值15美元的空头支票，银行肯定把你当作被判重刑的罪犯，但只要你说句话，便利店就愿意支付高达数百美元的维修费。快街便利店做的不只是装满油箱，还有装满杯子——为员工和客户装满杯子。

建议：

　　将如何满足客户需求作为工作重点，只要客户满意了，你自然赚得钵满盆满。

向客户展示你的产品将如何使他们的生活、工作以及事业都变得更好、更便捷、更合算。向客户展示你的产品将会使别人——特别是他们的领导将对他们留下什么样的深刻印象。让客户知道你在为他们的幸福生活出谋划策。让客户安心，必要时提供例证，让客户看看该产品是否为其他类似用户带来了福音。

换句话说，证明商品的价值所在。

"有位男同事太不注重个人卫生，简直令人无法忍受。"一位女性航天业工作人员抱怨道，"我老板倒是洗澡洗得勤点，但除了这一点之外，他也比那位脏兮兮的同事好不了多少。我可不当着他的面抱怨，这对自己没有好处。我只是试着提醒他，这样做不利于团队合作，不仅浪费时间，还办不成事。耽误了业绩，他就别想升职。"

上面这位女士有权利抱怨吗？当然。但以对方权益为出发点，劝说老板改正会比直接抱怨来得有效。

她没有抱怨，她正在创造一种需求。在这个特殊案例中，老板并没有意识到自己的需求所在：别让个别人毁了整个团队，毁了自己的业绩。

推销你的解决方案

有时候，销售人员可以通过强迫、威胁或恫吓，让客户购买产品吗？当然可以。有时候，面对老板、下属或一般同事，我们也能这样做。但各位想想，客户、老板、下属或同事们能高兴吗？他们会真心实意地接纳产品吗？下次你有求于人家时要怎么办？

因此，成功的关键在于推销：推销你自己，推销你的创意，如同推销商品一样。当然，你实际卖出的并非商品，最成功的销售员也无法推销商品。没有人能做到这一点。你推销的只是解决方案：发现需求，向对方证明产品的价值，最后推销解决方案。

当客户雇佣我当顾问或培训师时，我总会提醒自己，他们购买的并非我这个人，而是他们相信，我能给他们创造更大的产值；我能帮他们提升生产力，提高结算盈亏的底线；我能让企业看上去更好。雇主们，特别是他们的上司，会认为这笔顾问费没有白花。

比如说你想升职，你要向上司讲述自己之前如何完美地达成工作任务，自上次加薪后，你都为老板和公司做过什么。正常情况下，你不用提醒老板必须让下属充满干劲，必须让一众得力干将心情舒畅，只有这样他才能使自己的利益最大化。然而有时候，你的确有必要这么做。

会计部所有同事，甚至包括上司，都知道安吉拉是不可或缺的业务能手，她应该获得加薪。但批准加薪是个麻烦的事，上司自己搞不定，他必须向上层经理报备，然后再奋力争取。因此，安吉拉从未要求上司为自己加薪。相反，她只是在告诉他，自己有多热爱会计工作，很乐意将会计作为终身职业。但问题是信贷部的主任一直在跟她说，他那边缺人，而那个职位的薪水更高。于是这个问题立刻成为上司需要处理的问题。

好运说来就来，接下来几个月，安吉拉的薪水节节攀升，职务也跟着提升。一年后，与同级相比，安吉拉的工资高出了33%。上司告诉安吉拉，"我就想用钱留住你，让你舍不得辞职。"

安吉拉没有推销自己，没有找公司要公平，也没有请求上司为自己升职和加薪，她只是帮上司解决问题而已。

你向公司索要大办公室，这并非因为你是贪慕权力之人，而是因为你要提升自身和部门的工作效率，所以需要一个比较宽敞的开间，便于同事们开碰头会。或者你想为公司引进人才，如果办公室太小，甚至连个门都没有，新下属会觉得公司怠慢自己，不再努力工作。

你没有动员上司重新考虑资金分配问题。你只是为公司带来安全，带来和平。你要为上司创造表现的机遇，让他们在大上司面前有出人头地的机会，从而获得更高评价、更高薪资以及更快的晋升。这不仅对上司适用，对下属和其他同事也适用。

☀ 找不到完美人选时该怎么办

一次研讨会上，一位叫兰斯朵夫的与会者问我："如果公司里竟是些让人讨厌的人，我该怎么办呢？"即便这份职业待遇不错，但兰斯朵夫先生却常常遇人不淑，所有下属都让他失望至极。平级的同事也好不到哪里。至于老板，"他根本不在乎我提出的问题，好像我的整个部门都不存在似的。"

"你到底想要什么？"我问。

"让下属用正确的态度做应该做的工作。"

"你这话是什么意思？"我问。

"在满足基本要求之后多付出一点，为公司多尽些力。而每个人都想着不劳而获。"

"你能得到什么好处呢？"

"没有好处，这就是问题所在。我什么都得不到。"

"你打算持续多久呢？"

"持续不了多久，相信我。"

"但你却想让下属们为公司做贡献，而反过来，他们却什么都得不到。你这种做法难道不是不劳而获吗？"

"我只是想让下属做他们该做的。"

"今天的讨论主题是道德标准吗？什么叫他们该做的？"

"没错，就是他们该做的。"兰斯朵夫说道。

"作为经理，你的管理理念就是让下属做他们该做的，否则你就得不到自己想要的吗？"

"是的，当然得不到。该做的工作不做，至少我公司的下属是这样。"

"换个管理方法可不可以呢？还用这些下属，得到你想得到的，这不更好吗？只做好本职工作却不求回报的下属或许根本不存在，至少你企业里没有。"

"没错。"

显而易见，我的目标达成了！我觉得自己和苏格拉底差不多，用问答的方式为学生讲课。当然，后来有人告诉我，一位小学三年级的学生提出了一份著名的报告："苏格拉底是希腊一位著名的哲学家，他到处给人们提建议，最后被毒死了。"

苏格拉底式教学法可见一斑。

很显然，员工一点儿额外的好处都没有得到，对此兰斯朵夫很肯定。如果他那么肯定，何苦还要逼迫劳无所获的下属们创造业绩？即便为给兰斯朵夫留个好印象，下属们愿意努力工作，但这又能持续多久呢？

❀ 你无法向对方推销空杯子

为什么我们总喜欢像兰斯朵夫先生这样呢？

崔西让老板晋升自己的职位，但老板却无法从中收获任何好处，虽然失去崔西这个伙伴会让老板的工作更加难办。

也许老板是个好人，可以帮她。但难道老板不会心甘情愿给崔西升职吗？如果崔西升职了，就能让他在管理层多一个盟友，并且因为为公司培养了一个管理人才而有所得；或者崔西的位置空出来，他可以借此提拔有才干的下属，防止人才流失。

事实明显地摆在眼前。如果不给对方一点甜头，谁也不愿意买你的账。对自己没有好处的事谁也不会办，这就像你很直接地问对方："你想买几本杂志吗？"道理很简单，但我们却总将其忽略，傻兮兮地希望对方道德感爆棚、人格魅力出众或宗教意识强烈，可以毫不算计地接纳自己的提议。

你自己有那么高尚吗？一丁点儿报酬没有还愿意全身心投入为别人做嫁衣吗？如果真是这样，那请和我联系，这里有份工作等着你。

> **建议：**
>
> 如果我认为遵循你的规则、程序或道德传统对我没有好处，那就别指望我会搭理你。

雇不到好下属的老板都是失败的，因为他们无法往杯中加足够的水，无法给下属以动力，无法满足下属的生活需求。

这是商场，做生意的双方都要有利可图，否则就不是做生意，而是做慈善。

> **建议：**
>
> 商场就是商场，永远别指望别人发善心。

尽可能多地向杯中加水，无论对方是你的上级、同事还是下属，就像罗恩·坎佩尔对待客户那样。尽可能向对方保证：这是一场互惠互利的交易，你会为即将得到的一切而吃惊。

兰斯朵夫先生自认为是个冷静的现实主义者。他当然不会积极思维那一套，但他却是个非常乐观的人。注重积极思维的乐观者至少还能为下属们提供点动力，虽然这种动力如镜花水月般无法持久。而兰斯朵夫先生却想空手套白狼。

一个公司能够给予员工的福利越多，员工越愿意全情投入。反之，员工越无精打采。

❀ 别干巴巴地问客户"想不想买"

我知道这是商场，每个人都要得到相应的报酬。也许你付给下属那么多钱，就是为了让他们干那么多事。如果下属不干活，他们还有钱挣吗？如果下属的生活还过得下去，是否给下属工资就不重要了？谁有黄金谁就是制定规则的人。然而问题是，制定规则的人必须花重金，强迫别人按自己的规则行事——强迫下属做该做的事，然后得到他们想得到的。

兰斯朵夫的脸上挂满了愁云，因为下属们所做的远达不到他的要求。这是管理学的中心课题。如果所有下属都能做好该做的事，那除了提供培训外，管理人员就没有其他任务了。

客户就应该花钱，至少销售人员这么想。但如果你只干巴巴地问客户想不想买，他们肯定会断然拒绝。

想想你做过的事，是不是客户更容易说"不"，或者直接一走了之？有时候，一走了之比直接拒绝更糟糕。

客户能否从中获利呢？

尽可能多地加水，这是销售的第一奥义。就像我告诉销售人员的那样，即便交易不成功是客户的错，但是没有完成销售任务的还是你。你要想方设法让客户愿意买杂志。

接下来，就大胆地和他们签订单吧。

主动提出你的要求

没有人喜欢被拒绝。一般情况下，我们都羞于提出自己的要求，特别是在上级面前，我们宁愿把要求憋在肚子里，也不想提出来而被拒绝。估计原因是这样的：也许我什么都得不到，但我至少没有被拒绝，至少老板、同事、下属、竞争对手等都不知道我需要的东西。

其实，让别人知道你的需求要好很多。你听过吱吱响的轮子的故事吧。"在这周围"，他们常常对一家营业额颇高的公司说，"吱吱响的轮子才能得到润滑。"吱吱声太多，或者太恼人，或者影响了便捷，才有可能出现这样的情况。

好下属会将自己的要求陈述清楚，告诉上司这个要求对自己而言非常重要，这会使上司感到很大的压力。即便上司暂时拒绝了你，但好的上司会找寻恰当的时机满足你的要求。

不要害怕提要求，无论对方是老板、同事或下属。拐弯抹角你什么都得不到，除非对方可以从中获得很大利益。暗示很容易被忽略掉，也很容易被人敷衍过去。

建议：

没有人愿意主动挖掘你的过人之处，也没有人在意你的创意有多出众。俗话说，如果你工作做得好，但是没有人需要注意你，也就没有人会注意你。

直接去询问！

销售新手最容易犯这种错误：对方告诉他们把资料或名片留下就可以走了，"我会主动联系你"。在商场，将资料留下无异于自寻死路。但有时候，只要运用得当，宣传资料也会派上大用场。

范内瓦·布什是雷西恩公司的联合创始人，他长期为富兰克林·罗斯福总统担任私人顾问。每次，范内瓦总会私下里向总统提出建议，并且尽可能让对方立刻做出答复。"每次走出椭圆办公室，我会尽可能把各种资料和报告带走。"他在《支配的力量》这本书中写道。

专栏作家阿尔特·布赫瓦尔德在他的回忆录中讲述了一个真实的故事。美国一家电影公司联系身在法国的经理，告诉他有一家电视台的老板要去巴黎游玩，让这位经理一定要给这位老板一次愉快的旅行。

电视台老板来了，他只有一个要求："找位女性陪自己吃晚餐。"经理打了好几通电话，最后他找来一位漂亮的高级应召女郎。虽然价格不便宜，但老板同意按天付给女郎工钱。当然，女郎的陪同费由经理负责，不会找电视台老板要钱。

当天傍晚，经理介绍老板和这位女伴认识。第二天早晨，女郎便来经理的办公室收钱。五天后，经理决定联系一下身在巴黎酒店的老板，看看自己在公关上的巨额投入有何收效，这种情况还能持续多久。

两人先愉快地交谈了几分钟，然后经理小心翼翼地问："您和那位年轻女士进展得如何了？"

"很不错。"老板心花怒放地说，"估计今晚，我的好运就来了。"

> **建议：**
>
> 如果你不提要求，你永远也得不到。

向客户的杯中加水，加得越多，杯子装得越满，你越好张口提要求。也许你的好运就在前方。

第五章

磨炼眼力：
如何找到与你志同道合的人

在心理学领域，人的性格能划分为很多种，基本上有多少位心理学家，就有多少种性格划分。销售训练师喜欢把人分成四种，每种都要因材施教，绝不能混淆，无论这些种类是思考型、讲述型、感觉型、驱动型、探索型、情感型等。在训练师看来，如果想谈成一笔生意，不同的性格要采用不同的方法，知己知彼，方可立于不败之地。

我从来不关注这些，并且据我所知，许多半路出家却小有所成的销售人员进行电话销售时，很少做如上的理论分析。诚然，善于套近乎的确是最有效的销售技巧，但其操作技巧也是最虚幻、最难以用语言描述的。对非销售人员来说，这一招可能更管用，因为他们不用面对像销售人员那样的尴尬处境，人们面对推销的第一反应大多是拒绝。

☀ 给别人以温暖的感觉

塞缪尔·麦特斯是工程公司麦特斯重工的首席执行官，接受《科技》杂志采访时，他告诉记者，虽然公司员工在工程技术上无可挑剔，但有一阵儿，他们却很难得到老客户的青睐。"记得有一次，公司向一家政府代理机构展示并推荐工程项目时，我们的销售人员太咄咄逼人了，好像要强迫对方代表立刻签约。如果除了我们之外，对方还有其他选择，这笔生意肯定会泡汤，因为我们公司的销售人员根本不擅长与客户打交道。"

　　因此，再行招聘销售人员时，麦特斯更换了招聘条件。"现在，我们需要性格温和、和蔼可亲，能给对方以温暖感觉的人担任销售人员。我新招了一名销售员，其社交能力和技术能力的比值大约为 7 : 3。在此之后，我们的销售额开始屡屡攀升，回头客也越来越多。"

　　最近，《培训与发展》杂志刊登了一篇关于另一家著名工程公司的研究报告。"最受重视、最有生产力的员工并非那些智商超群或在业绩考核中拿高分的人，而是那些人际关系和谐，懂客户心理，善于合作，擅长说服对方以及经常能与别人达成共识的员工。"

❊ 把彼此的共通之处表现出来

　　培训销售人员时，我总要强调"共通"，"看看自己和潜在客户之间有何共通之处"。推销产品时，你要把这种共通之处表现出来，让客户看到眼前这位推销员和自己如此相似，对方能理解自己，也值得自己信任。我们更愿意相信和自己相似的人，更愿意从他们手中购买产品。

❊ 试着与对方发生点"关系"

　　"如果眼前的人和你没有任何相似点，你肯定不会从他那里买东西。"一位颇具天分的销售员告诉我，"我想达到目标，必须先与客户发生点'关系'。"

　　如果你打算说服某人，让对方接纳自己的想法或建议，那么，你首先必须想方设法让自己与对方发生点"关系"。所谓发生"关系"，就是寻找自己与客户的相同点。也许每个人的性格都不一样，但实际上，大家的性格因子都差不多，只不过程度不同，而且各有倾向性。

　　因此，我并非怂恿你作假。这也不是单方面的操纵，不是演戏。又或者这是表演的最高境界，每位像白兰度和德尼罗这样的表演大师都需要从自身中挖掘出不同角色。你要理解自己面对的客户，想其所想，感其所感，甚至让自己喜欢上他们。

> **建议：**
>
> ※ 试着喜欢自己的客户。
>
> ※ 尝试着更努力一些。

☀ 给自己找个理由对别人笑一笑

你可以试着喜欢上自己的客户。或者，你也可以学那些一辈子庸庸碌碌的销售员，他们喜欢在心里暗暗鄙视自己的客户，甚至吹嘘自己如何"戳穿"客户的嘴脸，如何让客户吃"闭门羹"；他们讨厌在客户面前低人一等，讨厌自己的命运掌握在客户手中。

"我们一直是单枪匹马与竞争对手较量，与公司的'看门狗'较量，与客户较量。"大卫·多尔西在《阻力》一书中写道。他对旧式销售中存在的各种阻力做了深入调查。

书中还有更多案例："以某种情绪来说，帕西塔（一位销售经理）将下属中最出色的销售员称为杀手。尼尔森是很能干，帕西塔称呼他为职业杀手，大概在她看来，尼尔森比那些业余杀手略胜一筹。"

跟这种人做交易，谁能不焦虑呢？多尔西的《阻力》一书出版于1994年。虽然我们嘴上说反对暴力营销，但在当今的销售市场，暴力营销依旧很流行，虽然大部分人都不愿意承认。

　　许多不从事销售的人也沾染上了这种暴力习气，让同事、下属甚至老板们都深受其害。自己的命运好像掌握在别人手上，如同销售人员的命运掌握在客户手上一样。于是，我们便开始憎恨周围的人。

　　试着喜欢他们、尊敬他们吧。如果你认为商场如战场，那么记住，第一个牺牲的肯定是真理。而第一个牺牲的真理是，敌人就是像我们自己一样的人，他们有好有坏，也有希望和梦想。他们相信自己所做的一切，就像我们相信自己所做的一切一样。

建议：

　　※ 别人并非心怀恶意。

　　※ 小心提防那些将对手妖魔化的人。

　　如果你打算终生投入战斗，拒绝盲目乐观地思考也许会管用。杀死一个同你和我一样的人类很难，但杀死恶魔却简单得很。即便身处战斗中，我也认为面对敌人，你要认真对待，仔细分析，不要进行脸谱化的判断。

　　同事、下属或老板不应成为敌人，你要尽力避免与他们产生龃龉。公司的客户更是永远不能得罪。不知有多少竞争对手想拉你的客户入伙呢！

建议：

　　※ 虽然我们谈论的是如何对待客户，但对待下属，你也要尽量和善。一流销售人员如何对客户，你就该如何对下属。别像那些杀手似的，把对方当成洪水猛兽。

　　※ 试着对他们微笑。

致力于创造力研究的麦克·凡斯说，戴尔·卡耐基的建议基本上是"即便不喜欢，也要微笑以待"，其实这句话应该这么表述，"给自己找一个理由笑一笑，心甘情愿地露出久违的笑容。"

☼ 对事不对人

没有人要求你一定要信任同事，就像你不必信任客户一样。保持谨慎、小心翼翼是可以的，但另一方面他们却应该信任你。

建议：

> 耶稣和圣·法克兰都曾告诉过我们，如果你能"对事不对人"，那么面对那些曾经给你出难题的人，你就能更好地理解他们。

下属有事错过了开会，他并非故意和你作对，那是有原因的，也许理由很充足。你可能不这么想，可能会因此对这个人有偏见，但这并非你俩之间的私人恩怨，所以你不该迁怒于他。

一位管理专家引用了《绿野仙踪》中的著名场景：小狗托托拉开窗帘，揭示了那个巫师其实是骗子。很显然，多萝西认为巫师在欺骗自己，她怒不可遏，从此将巫师称为坏蛋。

"我不是坏蛋，"骗子回答，"我只是个坏巫师而已。"

我们每个人都是自己生命中的主角。充满智慧的哲学家肯·寇塞罗斯基曾告诉我："没有人能做到让所有人喜欢自己。在有些人看来，你就是个蠢蛋。但实际上，没有人是真正的蠢蛋。"大多数同事、下属或上司并非真正的坏人。有些人仅仅是"坏巫师"而已。有时候，他们的确很坏，然而，这从来不是私人恩怨，如果能对事不对人，你便可高人一筹。

消灭愤怒与嫉妒

出色的销售员会试着与客户做朋友，尽量与客户站到一边。即便遇到与自己个性不合的客户，销售人员也不应该和他们产生私人恩怨，这不仅消耗自身精力，还会毁掉好不容易建立的客户关系。出于精神与心理上的原因，一位高僧呼吁我们"解除心理防备，消灭愤怒与嫉妒"。在商场中，这一点也适用。

如果对方就是冲你来的，那你要如何化解眼前的困境呢？

"毋庸置疑，我老板就是个大麻烦。"演讲过去几个月后，一位听众写邮件给我，"但一想起你的话，我立刻茅塞顿开了。老板给我工作的报酬，我就该听从她的安排，帮她做事，而不是给她找麻烦。"

从此，这位员工和他的老板一直相安无事。好吧，事实并非如此。既然给自己做广告，我就必须说真话：不到一年时间，这个人就找到了更适合自己的职位，至少他平静地离开了。他谈起自己老板时的语气很平和，他友好地辞职，没有闹出流血事件，这些已经让我很欣慰了。当顾问就是如此，在外人眼中，我们取得的某些成就微不足道。

建议：

别人怎么对我们，我们就怎么对别人，老板、同事或下属也不例外。与他们友好相处是你工作的一部分，也是管理人员评价你的标准之一。

销售人员的职责就是与客户和谐相处。而你的任务就是与上司、同事以及下属和谐相处。当然，还有公司的客户。

即便没有流血冲突，相互厌恶与憎恨也不利于真正走入对方内心。而缺乏了解会为沟通造成巨大障碍，无论你在试图说服同事、老板、下属、客户，还是自己，整个过程都会困难重重。

建议：

※ 愤怒，特别是理直气壮的愤怒，简直比海洛因更容易上瘾。我们中的大部分都深受其害，就像日间脱口秀很容易获得成功一样。理直气壮的愤怒是相互理解的最大障碍。我可以用亲身经历证明，大家一定要悬崖勒马，尽快改正这个坏习惯。

※ 了解自己，与自己交流，别把自己当洪水猛兽。

☀ 不必刻意模仿别人

有时候，当你试图寻找自己和对方的相同之处时，你会越来越像对方。在不经意间，对方的举手投足都会成为你学习的对象：身体语言、首饰、表达方式、说话套路甚至呼吸都相似之极。

一位行政助理说："在刚开始模仿老板时，我以为他很快就能看出来，而且肯定认为我在巴结他，但谁知老板完全没有反应。我模仿得越像，他就越听我的，越愿意采纳我的意见。这可真是令我惊讶。"

虽然这样做很好，但你也要小心谨慎。虽然模仿对方的确是很有效的策略，但长此以往，老板和同事会对你有意见。还记得前面介绍的经理向上司拍马屁的例子吗？上司换成女人后，下属都认为经理应该改穿连衣裤了。

寻找与对方的相似之处并不意味着完全模仿对方。如果对方具有攻击性或充满敌对态度，你这样做可能没有问题。有一种人就喜欢大喊大叫。对付他们的办法就是你也大喊大叫，但如果没有专业人士的协助（其他销售员或神经科专家），我不建议你这么做。

运用这一条策略的关键在于你必须理解这么做对你有什么好处，或者你要清楚自己身上的哪些部分最像对方。也就是说，你这么做是否有助于你与对方建立"同理心"。你要仔细观察和倾听对方发表的意见，并围绕对方阐述的话题展开叙述，而且你也要显示出你在倾听。

这样一来，对方就会觉得你和他很相似。

我们或多或少都这么做过。就像作家萨拉·奥恩·朱厄特说的："这种策略就是一种读心术。"至少大多数人都使过某些小策略。这只是更高级别的"读心术"。

☀ 主动适应对方的沟通方式

寻找彼此的相似点就是为了与对方更舒服地沟通。你完全可以做到既慢慢适应对方的沟通方式，又保持自己的沟通风格不变。如果对方喜欢用商业术语而且语气很严肃，那么你就要对自己的表达做出相应的调整，但是语气不能过于轻松。如果对方表达很随意，你的表达就不要太生硬，不要用太多的专业术语。在社交场合，如果你习惯于开门见山，而对方却不停地绕弯子，你也会感觉很不爽。

如果对方讲话慢条斯理，那么你说话就不要太快；如果对方讲话语速很快，那么你也不要拖沓。

俗话说得好：男人与女人不同。这也算是陈词滥调了。销售人员都知道这一点：对待男性客户，你最好着重于传递信息，告诉他们解决问题的方案；而对待女性客户，攀关系就显得尤为重要。

如果女人真的来自金星、男人真的来自火星，那么这两颗行星以及上面的居民会更趋于相似，而非相异。

众所周知，在当今社会，如果你以民族或文化传统为判断依据刻板地向客户传递信息，那么你很可能会遭受重创。然而，跨国或跨地区交际有助于你了解不同的文化。可以说，不同文化之间的差异的确很大。在美国，做隆胸手术的人要比欧洲做隆胸手术的人高33%。银行家和越野登山家处在截然不同的文化圈，虽然美国的伟大和胸围大小没有关系，但是全人类的伟大之处在于人与人之间有太多的相似性。当然，面对28岁长发飘飘的越野登山家以及想为自己买一部法拉利跑车的中年投资银行家，你肯定要采取不同的沟通方式。

> **策略：**
>
> 　　用客户的语言与其交谈，注意他们使用的术语和熟悉的概念。这才叫沟通。

　　小心别误用术语。如果你不了解某个术语，就不要使用它。误用术语只能向对方证明你很无知，让你和对方的不同之处更凸显。偶尔蹦出几个术语显示一下自己的专业水平也无伤大雅，但切忌矫枉过正。如果需要事先了解术语的意义，那么你就要提前做好准备。

　　在通常情况下，术语、委婉语、心理学行话和不常用的高级商务语言会给对方在理解上造成一定的困扰，并不能使沟通更畅快。在对方看来，即便术语连篇能表现你有智慧，但久而久之他们也会因为你的傲慢而远离你。

　　在公司举办的一次鸡尾酒会上，我正和一位产品经理喝酒。她的老板突然走过来问她："你觉得我上午做的报告怎么样？"

　　"和平时一样，汉克，你让我想起了林肯。"

　　"你总这么说。"老板笑了笑。

　　"因为这是事实啊。"

　　"林肯？"汉克走后我问这位朋友。老板的演讲我也听了。葛底斯堡演说一共7分钟。汉克用在感谢介绍他上台的这位女士的时间就超过了7分钟。对许多听众来说，这绝对不可原谅。

　　"林肯啊，"产品经理说，"每次汉克一开口，绝对要展示自己的博学。这让我想起林肯评价另一位政客时说过的话：无论多小的一件事，那家伙总能口若悬河地说个不停，我从来没有见过这么啰唆的人。"

　　我有位朋友工资很低，靠兼职为生，总是处于濒临破产的窘境。一直到20

世纪 80 年代，他才意识到自己并非破产，只是面临"手头有些紧"的困扰而已。如果他对别人这么说，会很有面子，比告诉对方自己每周只挣 165 美元强多了，而且还能安慰自己。

将数豆子称作"计量"听上去更"有影响力"，更令人印象深刻，也更精确，比用"计数""数数"之类的词层次更高。也许某个东西具有某一项功能，然而一旦将这项功能用比较专业的方式表达出来，立刻就会让人产生"有档次"的感觉——如果这个东西原本就有些用途，换种表达方式后效果将更明显。一家高科技创新企业市值 5 亿美元，但是 5 年来没有赚到过一分钱，该怎么办呢？没有关系，只需把他们的产品"货币化"即可。

一家航空公司的年度报告中记录了公司曾因"一架波音 747 飞机在非自愿的情况下调转航线"而收到一笔多达几百万美元的保险赔偿。

实际上，这架飞机坠毁了。

读这份报告中的这些文字就感觉他们很愚蠢和自负，而且表意模糊不清。除此之外，这些文字表述也很委婉，是为了遮掩某些让人难堪的事实。这一点大家心知肚明。难道因"公司整合"而离职的员工会比因"裁员"或"下岗"而离职的员工更高兴吗？

策略：

与目标客户接触时，恰当的时间和地点也是必须考虑的因素。如果你的同事不喜欢在办公室以外的场合讨论与工作相关的事，那么你就不要在他妻子的生日宴上向他讲述自己关于制造业的最新构想。如果你的老板早晨不在工作状态，你为什么要在 8 : 15 他连一杯咖啡都没有喝完的时候打扰他呢？在老板精神状态不佳，比如可能错过了一场关键会议、周一早晨压力太大或刚刚度假回来的时候，你更不应该去打扰他。

当然，对方总是有办法巧妙地避开你设计好的套路。有时候，某些人只愿意参加商业活动或在工作场合做社交达人，但私下里却很封闭自己。有时候，某人说话语速很慢，但走路却飞快，一分钟能走一千多米。有的女人最讨厌周一早晨被人打扰，但实际上她平时有很多空闲时间。所以，看看自己和目标客户有什么相似之处是门艺术，而非科学。人和人不同，场合和场合也不同，具体问题要具体分析，绝对不能一概而论，完全按照既定分类行事。

> **建议：**
>
> 　　接纳对方的一切，包括性格、为人、做事风格和沟通方式等。了解他们的想法和需求。

你无论如何都要费一番力气将别人分类，无论你用怎样的划分方式，但有一点是肯定的：既然都是人类，大家的相同性肯定大于相异性。正因为如此，我们的身上才存在着与客户相似的特性。前面提到过，虽然大家个性不同，但构成每种个性的因子是相同的——只是大小比例不同而已。

如何与难以相处的人相处

有没有难以与你相处的人呢？当然有，过去有，未来还会有。哪些人不值得你跟他联系呢？只要你不想把自己的创意或建议推荐给对方，你就不必跟对方联系。

对你来说也许有些同事你唯恐避之不及，就像销售人员不想将某些潜在客户发展成真正的客户一样。这样做固然很好，但你必须保证自己永远不会找他们。"永远"是一段非常长的时间。

建议：

即便某人不负责做决策，但他也会对最终决策产生重大影响，尤其是在集体讨论时。

温斯顿·丘吉尔说过："有街头手风琴师在场，就别想和猴子们讨论问题。"也就是说，你必须搞清楚谁是决策者并成功说服对方。但是，如果你把对方当成猴子，或者你忽视屋子中的人或冷落项目组的其他成员，那么对方也会把你当成猴子。

建议：

如果周围人一致同意，决策者做决策会更容易。当你想把某个人排除在外不予理睬时，想想这句话。

如果你真的决定忽视某人，那么最后的结果一定令你大吃一惊。

我认识一位女士，她被一位经理认为是"简直令人无法理解，而且她极度自私，我从未见过这么不可理喻的人。虽然她事业有成，但在做人方面却非常失败"。她的大多数同事都这么认为。我不得不承认，刚认识她时我也有同感。但不久之后我发现，这位女士私底下对待朋友、熟人甚至陌生人都十分慷慨，其程度简直令我们汗颜。这恰恰是大多数人不能理解的地方之一。

把她看作洪水猛兽是一件很可笑的事。这不仅对工作没有好处，甚至这种做法本身就是错误的。我认为，认可她的大度，把她当作普通人，这样做肯定更容易和她相处。虽然不能很快拉近关系，但肯定会使彼此的相处更容易。

一位一直以来默默无闻、得不到关注的男士说过："大多数人都怎么看我？

一无是处、个性古怪，不合群的家伙，永远混不出头，永远没有出息。很好，即便这是真的，我也要做出业绩，让他们看看我这个怪咖，这个一无是处的人在想些什么。"说这番话的不是别人，正是文森特·凡·高。放到现在，你是否愿意花任何代价只为换得一个和他对饮畅谈的机会？（如果你们相谈不欢怎么办？）

像凡·高这么难以接近的人，全世界也没有几个。但一直以来，他也许是全世界最有名的画家。如果他个性随和，易于接近，至少在某种程度上，他就不会获得盛名。

☻ 自信地盯着对方的鼻梁

找到自己与对方的相似点有助于建立和谐关系，营造舒适的沟通环境，让沟通对象充分放松。

策略：

※ 如果和在你的办公室相比，对方在自己的办公室感觉更舒服，你的机会就来了。

※ 如果对方是你的上级或同事，你能说服对方坐下而不是一直站着，那么你就为自己赢得了更多时间。

※ 良好的眼神交流是建立和谐关系的最佳方式。如果出于某些原因，你无法与对方进行眼神交流，那就自信满满地盯着对方的鼻梁。在对方看来，这也是眼神交流，条件允许的话，你只需当对方是一座雕像就行了。当然，尽可能别这么做。眼神交流的目的可不是让对方感到不舒服。

✑ 挖掘自己与他人的相同之处

> **策略：**
>
> 走进别人的办公室或工作区时，一定要注意观察。

挨家挨户推销产品的销售员走进客户家里时，总喜欢评价一下挂在壁炉上方的饰物，因为根据传统，那里经常挂着主人最引以为傲的东西。办公室也有观察价值，陈设布置往往能映射出主人的性格、人生态度和兴趣所在。仔细观察，你将挖掘出自己与潜在客户的相同之处，办公室是创建和谐交流环境的最佳场所。

注意相片、奖杯、徽章和其他有纪念意义的物品。客户平时读什么杂志和墙壁装饰也值得关注。客户展示的卡通形象或标语也要好好研究。如果客户向你抱怨这个看似不错的新职位根本不像墙上那些巨幅框中的标语所写的，因为他根本不赞成标语中的话，那么这便是你走进客户内心的最好时机。

一次，我在路易斯安那州担任顾问，为一个叫查兹的男孩进行销售实地培训。在销售过程中，查兹屡受冷遇——至少在路易斯安那州的西南部可以算冷遇。要换作在纽约，客户的表现已经算热情四射了，其热情程度简直遭人怀疑。虽然查兹在外形上有明显优势，但公司仍觉得他还有很多潜力没有发挥出来。由于无法和客户建立融洽关系，查兹非常灰心，整个人就像泄了气的皮球。

刚和查兹提起仔细观察客户办公室，我俩就走进了一家汽车修理厂。只见满满两大面墙上挂的都是棒球棒、纪念品和奖杯。查兹扔给我一个笑容。

"这次没有问题，"我小声说，"剩下的就是看销量了。"

老板走过来后，查兹简单介绍了下我们俩的情况。在路易斯安那州西南部，正常情况下，谈公事前，你必须先花15分钟搞清楚谁是谁的亲戚。但查兹没有怎么提老板和自己姓氏相同这件事。他很快单刀直入，开始谈论棒球。老板的眼里立刻散发出闪亮的光芒，好像老体育馆中的夜间比赛似的。我知道，不出几分钟，查兹一定会将老板拿下，把产品以不错的价格推销出去。但这并非关键所在。查兹手上戴着路易斯安那州立大学全国棒球冠军赛的指环，在交谈中，他一定会提到这枚指环以及几位在棒球大联盟中参加过比赛的朋友。

☀ 没人喜欢说教与顶撞

　　要观察环境，也要观察人。不仔细观察对方，就不可能找出你和他的共同点。这意味着你要减少自我关注，不在意自己的内心看法，只在乎外界信息。每位销售经理都深有感触，对大多数人来说，倾听是极为困难的。寻找自己与对方的相似点意味着需要更深层次的倾听与观察。

　　这里给大家讲讲我的亲身经历，美国好几家杂志都报道过这件事。我从未公开承认此事，现在也不打算承认，重提只是为了阐明自己的观点。（现在我又要散布关于自己的谣言了，我拒绝做掌控自己人生的权威。）

　　我为一位客户做销售技巧上的培训，他是名人，目前是参议院议员。《销售力量》杂志报道了整个故事：

　　在华盛顿的第二天，马哈与参议员一起玩角色扮演的游戏。没有过多久，参议员就开始暴跳如雷。据说，马哈给了他当头一击，"参议员先生，请您闭嘴！"

　　参议员愣住了，心想这家伙竟敢和我这么说话，但几分钟沉默后，他又原形毕露。参议员每次想说话，马哈都立刻打断他，并用自己的声音盖过他的声音，一个词都不让它蹦出来。马哈一边冲着参议员摇手指，一边侃侃而谈，这家伙简直快气中风了。这时，马哈打开放映机，开始播放参议员昨天和国会同事的对话场景。虽然这位同事没有太大的权利，但参议员却需要他的选票。

　　我曾经和全美国最聪明的人一起工作。面对客户，我都礼遇有加。但有时候我也会非常霸道，因为我要让客户瞧瞧他们自己的态度，感受他们自己是如何对待客户的。

大部分销售人员都知道，买方市场时代早已过去，在客户面前，你不是暴君，也无法咄咄逼人。我们也要意识到这一点，特别是管理人员。虽然在上级和同事面前，我们一般态度友善，但面对下属，暴君本质便会展露无遗，只要你敢这么做，绝对没有人会去真心支持你。

数年前，《今日心理学》杂志刊登了一项关于公司高管的调查报告，研究了是什么原因让一些高管折戟沉沙而另一些却步步高升。最常见的原因是忽略别人的感受：霸道，跋扈，不拿对方当回事。

也许你自诩为典型的霸道总裁，却有一颗金子般的心，"面恶心善"，就像老电视剧《玛丽·泰勒·摩尔秀》中的卢·格兰特，以及电视台或电影公司的老板一样。但其他人可不这么想。

即便我们这些态度一贯和蔼之人，也总为自己缺乏倾听之心而愧疚。仔细观察这一点总被大家忽视。重申一遍，如今的管理体制存在重大问题。高管们只喜欢滔滔不绝，不注重倾听，到头来只能浪费下属的时间。

那些地位较低的人只能按我们说的行事，所以我们理所应当地认为自己魅力四射，常常口若悬河。我们都知道应该在倾听上多花些时间，却从来做不到。

如果手中的权力在腐败，第一个被摧毁的就是我们脑海中的小声音——那个提醒我们闭嘴的声音消失了。

建议：

闭嘴吧！

❀ 让对方讲讲他自己的故事

销售行业有句老话，"谁讲话最多，谁就输得最惨"。和其他俗语一样，这句话并不符合事实。首先，销售员和客户之间并没有所谓的输赢，一方输，两方皆输。除此之外，这句话过于夸张了。我从没有见过哪位销售员说的话比客户还少。

这句话背后的真实意思是，销售员引导目标客户说话越多，销售人员得到的信息就越丰富，也越有助于掌握事实，自然销售成功的概率就越高。

相比销售人员，你要倾听的内容更多。因为你需要营造和谐氛围、掌握更多事实，而销售人员的需要只是一时的、表面的。和谐的沟通氛围不仅能帮你达成说服别人的目的，还能帮助你和对方克服一系列困难和压力，实现长久合作。

别和销售人员比，他们的需要是暂时的，而你的需要则是长期的。和销售人员不同，你有更多实施观察的机会，要好好利用。

倾听，看看周围人有什么需求。问问题，新闻记者的专职就是从别人身上挖掘信息。据他们说，英语世界中最有魔力的一句话是："我想听听你的故事。"

让对方讲讲自己的故事，发掘出对方隐藏的一面：有什么兴趣爱好，他的家庭状况以及奋斗目标是什么。这样不仅有助于和对方建立亲密关系，还能让对方对你更感兴趣。

如果你对对方不感兴趣，就不要装出假惺惺的样子问他诸多问题。

建议：

　　假装感兴趣比不感兴趣更糟糕，而且终将被识破。对方眼光越犀利，越能快速发现你在假装。

因此，洞察力一流的经理大多厌恶马屁精；虚情假意的上级频频遭到下级的鄙视。没有人喜欢被操纵，也没有人喜欢被俯视。

如果你对同事不感兴趣，却更喜欢办公室的家具或植物盆栽，那只能说明你根本不了解他们。

主动接近对方，喜欢对方，认真倾听，仔细观察。自我推销，说服别人接受你的建议或想法时，一定要把更多精力投入到倾听和观察上——尽可能多地问问题。这样做可以帮对方进入角色，让他们把你当成合作搭档，而非敌人。你要让对方感觉到，自己不辞辛苦，正在努力了解他们的真正需求，然后予以满足，而不是将自己的想法强加给对方。

"了解"二字非常重要。深入了解对方，不仅有助于与其建立亲密关系，还能更好、更有效地满足对方需求。对他们自己、他们的下属和公司来说，短期和长期的目标分别是什么呢？为达成目标，他们制订的计划是什么呢？在他们看来，最大的阻碍是什么呢？目前面临的问题是什么呢？针对这些问题，最理想的解决方案是什么呢？如果问题得不到解决，情势会如何发展呢？

你打算如何帮助他们呢？

你要去发掘客户的兴趣点，不仅要包括理智层面，也要包括情感层面。其实，有很多决定来自情感层面，而非理智的选择，虽然许多人不愿承认这一点。

"我喜欢打听对方的价值观。"一位在工会就职的谈判专员曾告诉我，"这么做并非因为对方会告诉我他们最珍视什么。想了解这一点，你只能观察他们的具体行动。在我看来，只有了解对方的价值观，你才知道说什么能打动他们。"

这位专员一定在一家"以人为本"的公司认识了那位"目标人物"，他从不开除下属，而是给下属提供"在别处获得成功的机会"。充满讽刺意味的是，这位"目标人物"是我知道的第一个跳槽后得到晋升的人——从产业集群中的小职员一路高升，这全是他前任上司们的功劳。

适当的时候，你甚至也许要边问问题边做记录。这不仅有助于记忆，还能让对方觉得你重视他所说的一切。你之所以问这个问题，也许一部分原因是让气愤不已的老板、同事、下属或客户有个发泄怒气的渠道，把他们的抱怨记下来将让你受益良多。

在你看来，如果某些问题有侵犯对方隐私之嫌，那么在此之前，你要先得到对方的许可。你可以向对方解释自己为什么要问这个问题，以及回答问题对对方有什么好处。如此一来，客户会觉得形势在自己的掌控之中。

"弗莱德，我想问一个私人的问题，你不介意吧？这样我能更好地判断这桩交易是不是可以让大家都受益。"

"没有问题。"

"太好了。如果不想让我知道，你可以随时说这不关我的事——你去年的年收入是多少呢？"

策略：

有疑惑就问。在推销中，这是个屡试不爽的普遍原则，也许其他场合也适用。

有人曾说过："看一个人如何回答问题，你能判断他聪明与否；看一个人如何提问，你能判断他是否有智慧。"

你要运用对话式提问，不要用审讯的口气。仔细倾听对方的回答，及时做出反应。倾听时不要打断对方，多给对方说话的机会。通常情况下，我们喜欢做评论者，并对此丝毫不加掩饰。

策略：

如果想让对方透露更多信息，你只需在对方回答完毕后静静地看着她即可。为打破沉默，对方会讲述更多细节。出庭的律师经常用这一招，而且屡试不爽。

☸ 了解对方内心的想法

当然，信息收集的最大问题是，你无法保证收集来的信息是正确的。"客户通常都谎话连篇。"对那些奉行老原则，将客户看作对手的销售员来说，这句话可谓是箴言。你和对方的利益越相左，他越将你视为对手而非朋友，对他来说，你的话越不可信。

建议：

别指望客户对你言听计从。

与对方进行情感沟通，看看自己与对方有什么相似之处，千万不要只做表面文章。那么除了冷冰冰、不加整理的客观事实外，你也许还能得到对方公司的信息，得到与对方谈判的机会，或者对方认为提供什么答案可以让你满足，让你充满动力，以及能从你身上得到他们想要的信息。

很显然，只有了解并满足对方的真正需求，你才能得到自己想要的。这并不容易，你必须深入探究对方的内心，更仔细地倾听、观察，更细致地了解对方。

通常情况下，面对含义较为固定的身体语言，我都会持一丝怀疑。比如某人坐在椅子上，将双臂抱在胸前，多数情况下这种姿势表明对方心存戒备，对你不感兴趣。但即便如此，面对这样的客户，我也多次推销成功。也许对方仅仅是浑身发冷，或正在沉思，或只是因为椅子没有扶手。即便心理专家对某些身体语言已经有了非常成熟的认识，但根据我的经验——也许我的经验不够正确——如果女性跷起二郎腿，同时将鞋挂在脚趾上荡来荡去，这并不一定意味着她很需要我，也许人家只是脚痒痒呢。

当然，人类的确喜欢用身体语言和面部表情表达内心的感受。紧握拳头、咬紧牙关、瞪大眼睛都是愤怒的标志。用上膛的357马格南步枪顶住你的头，这绝对是充满攻击性的表现。一位研究身体语言的大师说过，"张开手掌拖住头部，下巴下沉，做点头状，同时眼皮下沉，这是无聊的表现。"如果那人已经打上呼噜，他也许已经对你失去兴趣了。

虽然至今为止还没有简单易用、针对身体语言的测谎仪，但有些行为却可以提供暗示。对方回答问题前或回答问题时是否犹豫不决？他的姿势是否僵硬？说话时，句尾是否声调上扬？回答问题前或回答问题时他是否小动作不断，是否总喜欢摸自己？

我见过一位下属，他每次说谎都会耸肩。另一位则喜欢摇头，好像她对自己的话充满怀疑——每到这时，我必须多问几个为什么。

你与客户的相似点越多，你们越能和谐相处；往客户杯中加的水越多，越在乎客户的利益，你得到的真相就越多。与销售人员相比，你更容易交上朋友。好好利用这个优势。效仿销售员，将建立亲密关系变成工作的一部分，也许这是职场中最有意思的事。

建议：

※ 只要某人的有趣程度达到我的 5%，我就会拿出极大的热情对待他，99.9% 的人都做不到这一点。做到这一点，建立友好的关系不再是难题。

※ 有意思的人多的是，他们有意思的程度绝对不止我的 5%。（我是特别有趣的人，比我的有趣程度多出 95% 的人并不常见。）

我最钟爱的策略：

向与你有冲突的人寻求帮助，是与对方或者其他任何人建立融洽关系的最好方式。向对方寻求帮助，表达了你对对方的尊重，也让对方感到自己被人需要，并且表示你认为他、他的判断和（或）他的经验是有价值的。不出意外，这会对你有所帮助。最后，一定要对获得帮助表达感谢。

☀ 成为你想成为的那个人

一天，我问一位公司高管，他会选什么样的人进入中层。说着说着，他忽然意识到了什么。

"我想找的就是我这样的人，"他大笑着说，"一个更年轻的我。"

想在职场平步青云，最好的选择是取悦决策者，成为他们要找的人。通常情况下，上司都倾向于选择和自己相似的人。因此，模仿上级成为大热门。但单纯模仿和寻找相似点却截然不同。你千万别弄混了。

建议：

※ 不要模仿自己不喜欢的人。

※ 不要假装成你想成为的那个人。

※ 你想成为什么样的人，就做什么样的人。

想成为什么样的人，就做什么样的人。

一定要确定那是你想要成为的自己。如果那不是你，不是你的延伸，不是你想要成为的样子，那么，你需要找到一条适合自己的路走向成功，并且成为你想要成为的那个人。这才是所谓的完满，才是所谓的装满杯子。

装作一个你不想成为的人，你永远不会成功。这是标准的失败。

显而易见，成功依赖于做你想要成为的自己，并且找到方法去实现这个目标。当你相信自己时，自我推销会更容易。在推销过程中，你可能会发现，包括你自己在内，没有任何人相信你。那么你将缺乏权威性，以至于无法获得真正的领导力。在商界和政界中，我们已经有太多这样的例子，已经没有人愿意去相信了。

第六章

他信力：
如何成为可以信任的人

一家信息科技公司的首席技术官已经到了火冒三丈的地步。"在高科技领域，"她说，"关于未来的先进理念是我们公司的最大亮点，也是吸引客户的关键点。有些下属在未来理念创新方面颇有见地，但不幸的是，目前公司只能根据市场现状和竞争对手的情况做出被动反应，处处受限，毫无建树。公司 CEO（首席执行官）的名言是，'虽说早起的鸟儿有虫吃，但你们看看，那些虫子根本不是什么好虫子。第一只老鼠没有奶酪吃，第二只老鼠才能得到实惠。'然而我们可当不了第二只，甚至连第三只都不是。轮到我们时，奶酪早被抢光了。每次有人提出不同意见，CEO 就会把讨论会变成吵群架。当然，最后胜出的非他莫属。"

"我们既不是老鼠也不是鸟，虫子和奶酪都没有份。"另一位高管说，"在我看来，CEO 心里都明白，但就是不想按我们说的做。所以，公司随时都处在内战边缘。"

❈ 与对方争执，你永远是输家

以上两位公司高管陷入了困境之中，这是关于销售的一个根本性问题。在推销中，如果销售人员发难，客户必会反击，最终输的是销售人员。反之，如果客户发难，销售人员退缩，那么最终输的还是销售人员。

每位销售人员都心知肚明，与客户争论，输家永远是自己。

我有幸做过几次法庭鉴定证人。作为鉴定证人，你必须在庭审中表达自己的观点。接着，对方律师会根据发言内容对你进行质问。在此过程中，你能清楚地看到对方想让你说些什么，作为鉴定专家，你的职责就是反驳对方律师提出的每个观点。毕竟你才是专家，站稳立场是你的责任，而律师的责任就是反击你的观点。引申开来，他就是要对你进行人身攻击。

然而，你方代理律师首先要叮嘱你的是，如果你在言语上处处反击对方律师，法官会认为你有失公允，所说的话并不可信。每位鉴定证人都从代理人那里收取了巨额佣金，如今，这已经是公开的秘密。你之所以愿意收代理人的钱，原因就是你在很大程度上相信他的说法。陪审团也表示理解。如果陪审团反对，对方律师肯定会揭露这一点。为维护代理人的利益，你必须竭尽全力打赢官司；对方也是如此。你表现得越公正不阿，越愿意承认对方言辞中的合理之处，你就越能赢得法官和陪审团的信任。

在某些场合中，我们都在扮演销售人员的角色，但仔细思考过后不难发现，你应该效仿鉴定证人的做事方法。首先，要做好销售宣传。做销售时，我一般会这样说："嘿，我得让你知道，销售是我的工作。你花钱越多，我挣钱越多。现在，我要向你解释一下，为什么你需要多花点钱，让我多挣点钱。"

"嘿，我的确是出于个人利益才支持重组的，"你甚至可以这样说，"但对公司来说，重组不一定是坏事。原因如下。"

建议：

你的表达越植根于现实，说服力就越强，人们越容易记住，也越经得起质疑。

要充分阐述自己的观点，然后肯定对方言辞中的合理之处。每位潜在客户的心里都住着多疑的托马斯（耶稣十二门徒之一，因为他对"耶稣复活"采取非见不信的态度）。记住，一定是合理之处。再次强调，即便你的任务是推销，也要尽量表现出公允的一面，这样你的说辞会更可信，更具说服力。

建议：

当你不是一名销售员，并且并没有处于销售场合，秉持不偏不倚的态度是非常有效的人际交往技巧，这不仅是礼貌的表现，而且也能给人留下正直的良好印象。

亚伯拉罕·林肯综合征

马歇尔·芬斯坦是一家大型直接邮购公司的部门主管。他遇到的难题并非来自老板，而是来自另一名部门主管。"你告诉我要用讲故事的方式搞销售，故事要包含所有卖点。碰到这位销售部主管，我倒想看看谁能用故事打动他。这家伙不仅忙得要命，而且极度傲慢，根本听不进意见。他要让每个人都知道这一点。我从没有逼迫他听我说话，但只要一开口，他立刻把我顶回去，根本不给我发表意见的机会。我只有两种选择：要么针锋相对，要么一走了之。"

"针锋相对管用吗？"我问。

"不怎么管用。"

"这是亚伯拉罕·林肯综合征。"我说。

"你说什么？"

亚伯拉罕·林肯综合征得名于1995年10月纽芬兰海岸的一起海军冲突事件。以下内容摘抄自美国航空母舰亚伯拉罕·林肯号与加拿大军方的真实对话：

美方：请将你方航线向北偏离15度，以防与我军舰队相撞。

加方：请将你方航线向南偏离15度，以防与我军舰队相撞。

美方：这里是美国海军舰队司令部，重复一遍，请调整航线。

加方：不，我再重申一遍，请你军调整航线。

美方：这里是美国航空母舰"亚伯拉罕·林肯"号，美大西洋舰队的第二大航母。同行的还有三艘驱逐舰、三艘巡洋舰以及多艘补给舰。我方强烈要求你方将航线向北偏离15度，否则为保舰队安全，我们将采取武力抵抗。

加方：这里是灯塔……你们自己决定。

如果对方拼命阻挠你达成目标，换个方式也未尝不可。谈谈对方一直坚持的理念，借鉴专家证人的做事方法，先肯定对方言辞中的合理部分，再换个方式提出自己的观点。在交流过程中，通常情况下，你可以详细阐述自己要传达的信息，把所有观点表达清楚。讲故事的确是不错的选择，故事中要包含所有重要的卖点。但朝着灯塔横冲直撞绝不是有效的航行战略，无论灯塔有多不结实。

"主管简直是欺负人。"一位会计向我抱怨，"对他来说，管理就意味着威吓。你要么反抗到底，要么被他扫地出门。心理学家想知道职场人士为什么有暴力倾向，和这家伙一起工作几天就找到答案了。"

用来对付霸道型老板，鉴定证人的工作法最管用，争吵是下下策，别这么干。先肯定他说得有理，再阐述你的观点。如此一来，你不仅可以保留自尊，也许最终你还能赢得对方的尊重。

☀ 建立专业的态度

你的信用度越高，作为鉴定证人时，所说的话越有说服力。如果某人不尊重你，他自然不相信你的证词。所以，自尊自爱是必不可少的。这并非傲慢，而是自信的表现。如果你之前有相关经验，具备专业技术或两者兼具，在对方不知情的前提下，你可以简明扼要地告诉对方，叙述时注意语气尽量平和，不能夸耀，不能威逼利诱。即便对方知道你已经熟练掌握相关技术，运用友好外交辞令提醒对方一下也无伤大雅。

策略：

努力建立诚信形象，提升信用度。信用度越高，别人越愿意采纳你的建议——这是自然而然的。在日常小事和重要且特殊的事情中，主动寻找方法积累你的专业知识。

建议：

广泛阅读你能接触到的所有出版物。长此以往，你会发现，和同龄人相比，你的知识要多出很多。你甚至可以将出版物做成剪报，将它提供给需要的人。"万一您有需要，可以参考一下。"

在大公司中，每个部门的信用管理经理都是该领域的绝对权威，在信贷流程问题上，他说一不二，没有人敢提出质疑。他为人慷慨，乐于分享自己的专业经验，对公司来说，他绝对是不可或缺的人才。除了担当信用界的活字典外，在某种程度上，这位先生本身就是标准所在。拉瑞说什么就是什么，全公司都听他的。

拉瑞是个好人。但只要涉及信用问题，他绝对会从中谋取利益，原因很简单，他说什么别人都相信。

策略：

如果别人拿你当权威，有时候，你本身就是标准所在。如何做决策，全凭你拿主意。

安妮·欧哈洛伦提出一种产品开发的新方法，与公司副总裁的方案相比，这种方式可以让产品更快投入市场，但成本会更高。最终，由于安妮在产品开发和公司政策实施方面有着丰富的经验，她成功说服了公司高层。在这个领域，速度比成本更重要。

关于你自己，你的见识，也许还有你的提案，你已经既有相关经验，又有专业技术。那么就有很多方法可以增加你的专家证词的分量。和拉瑞一样，你也可以成为公司的内部资源。加入专业组织也可以提高你的身价。你也可以写文章，或主动接受报纸、杂志及实时通信等的采访，让记者针对你的专业背景或知识写几篇专访。这一招很管用，一两篇文章登出来后，你的信用度一定能大增。你可以主动联系某些地区性甚至全国性团体，收集一些重要议题，给他们做演讲。

用这种方法自我宣传，需要小心谨慎。如果你打算自己创业，这么做很好，成本低，又能把自己推介出去。如果你是打工一族，好坏就不一定了。有些公司不仅很赞成你上企业商报，还会把你打造成当地的明星。但有的公司不吃这一套，他们想把所有员工控制在手里，任何人都不能冒尖。如果你过于突出，领导会认为你不好管理，进而对你实施打压。

☀ "我就是黄页之星"

我还在黄页公司当销售经理时，上司的一位老板经常这样说我，"他就是写书的那个家伙"，因为我写了一本关于黄页公司的书。这个荣誉一直延续到今天。我可没有说谎。就在今天早晨，我正在写这本书，一位黄页公司的高管突然来访。虽然我和他不熟，但他却记得我们十年前碰过面，而且还带来了当时我俩一起拍的照片。今日他带来我的书，只想让我签个名。各位要知道，这本书并非名著《飘》，而只是一本普通的商业书籍——《如何利用黄页公司的广告获得最大利益》，没有可能拍成电影，也请不到明星站台。

也许我上司的上司根本没有读过这本书。实际上，有人告诉我，得知这本书是我写的，她整个人大吃一惊。但这本书使我的权威性猛增，大家也更愿意采纳我的建议。

✿ 如何自我推销才不招人讨厌

你要让别人知道自己的专业水平，但又不能明目张胆地炫耀。否则，会招致同事和上级的憎恨，将自己暴露在危险之中。最佳做法是让别人甘愿把你当权威，而你只需表现得越谦虚越好。如果做不到这一点，那就想个低调的办法毛遂自荐，千万别招摇过市。

在黄页公司工作时，为了让不熟悉的同事了解我的专业才能，我通常会这样说："想了解我就看看这本书吧。"接着，我就把书拿出来，并向对方简要介绍了我的专业背景。首先，我会让对方扫一眼书封，然后直接翻到最后一页，上面有我的照片。

"很奇怪，出版商对照片进行了处理，给我加上了更多头发。"我边说边把书递给对方，"我猜他们觉得我头发太少，会影响书的销量。"

我觉得这不怎么好笑，但对方却经常笑容满面，甚至大笑不止。这下不用担心了，经此一役，对方不再把我当成自吹自擂的家伙。虽然表面上我在自我贬低，但实际上我完成了自我推销。对方肯定会看到封面上的读者评论，《时代》杂志的大名赫然其上，它称我为"该领域最受尊重的权威"。不仅如此，我还是全球规模最大的辞书出版机构的销售冠军。

的确，我是在自我吹嘘。无论业界内还是业界外，我尽可能让自己扬名立万。很显然，直到今天，我还经常提起自己过去获得的荣誉，虽然现在我更希望他们把我当作最杰出的励志演讲家和销售管理顾问。（你看，我随时在自我推销，如果你想知道我在做演讲和咨询顾问方面取得了哪些成就，我很愿意安排专人为你展示一下。）但在大家看来，我确实非常谦虚。

"他取得那么多成就，硕果累累，在人前却极为谦虚。"大家对我的过往成就如数家珍，甚至还经常替我吹嘘一番，最后还不忘表扬我谦虚。他们从未意识到正是那些所谓的荣誉才让我有权利谦虚，他们也从不知道我其实从未谦虚过，如果我真想表现得默默无闻，也就没有这么多人知道我的大名了。

上次写评语时，老板居然认为我在"自我推销"方面有所欠缺。说这番话时，我的书就放在她身边，进办公室的人一眼就能看到。

在某些方面，我和费尼尔斯·泰勒·巴纳姆或哈尔克·霍根一样，是善于自我推销的人，但我并不招摇过市（或者，在某些人看来，这就是成功）。艺人麦克·托德曾说过："具有温柔敦厚的人格特质的人应该主宰地球……但我们在有生之年却看不到这一天。"麦克·托德已经去世了，但如果他去世后，谦和的人就接管了地球，那我应该是错过了吧。

适度的自我宣传、自我营销没有什么不对——只要做到言必行，行必果即可，同时还要戒骄戒躁。如果自认为有点名气就了不起，有点成就就飘飘然，觉得自己比同事技高一筹，那你有必要时刻铭记一个真理：无论怎样奋斗，在全美国人心中，最伟大的人永远只有一个，那就是罗夫·华多·爱默生。在这位先生看来，所谓名望，只不过是"证明人类有多易骗"的把戏而已。

和希特勒、斯大林、尼禄、卡里古拉、罗伯斯庇尔以及饱受争议的匈奴王阿提拉不同，你和我毕竟只是普通人而已，既无法流芳百世，也无法遗臭万年。

然而，就像我在前面所说的，如果你不自我推销，谁还能推销你？如果你都不接纳自己，谁还能接纳你？许多大师在吹捧自大的好处时，他们会告诉你，你最好能正视这个世界，并且让大家知道，你是最棒的，和你做生意是一件很幸运的事。如果你做不到，用一句话说就是："他们会像牛吃草那样吃掉你。"

今后，我将继续进行这种巧妙的自我推销。然而，我会永远记得被称为专家证词或者销售甚至生意上的第一条原则："如果你自认价值微小，那么可以确定世界不会抬高你的身价。"

☀ 说的话越有道理，就越有说服力

关于模棱两可的谦虚，还有一点需要提醒你注意。向别人推销自己或自己的创意时，如果对方夸奖你销售做得出色，这并非好现象。客户的真正意思是你能言善辩，他本不想花钱，但在你的劝说下，他却不得不掏腰包。虽然对方被你说服了，但他并不一定心甘情愿。也许你离开后，他就改主意了，而且下次再也不愿意和你打交道。

　　我更想听到的是"你说的有道理"。这表明对方从心底认可你的观点，而不仅仅是被你的销售技巧所迷惑。当然，碰到你之前，他们从未意识到自己有这方面的需求。客户更喜欢与说话合乎情理的人打交道，光凭高超的销售技巧是无法从内心打动他们的。

建议：

　　你说的话越有道理，就越有说服力。但反过来也说得通，你的话说服力越大，也就越显得合乎情理。

☀ 打造那个叫作"你"的品牌

策略：

　　既然你可以将自己看作产品，那就不妨考虑一下品牌战略。树立品牌效应是营销的捷径之一，它能帮你找准市场定位，让你展现出不同于竞争对手的独特风采。提升专业知识也是树立品牌效应的策略之一。

　　哪些特质可以让你在一众竞争者中脱颖而出？你能否为自己树立起独特的品牌效应？你是最博学、最勤奋、最聪明、最善辩，还是最会穿衣打扮、最乐观向上、最会鼓励人、最可靠，或者仅仅是办事最圆滑呢？

　　你要找准自己的定位，但也要兼顾其他必要的基本素质。没错，你最善于鼓励别人，这是大家对你的第一印象，但工作需要时，你也能仔细认真、锱铢必较。

　　你想留给大家怎样的第一印象？

有时候得益于第一印象，在茫茫人海中，大家对你铭记于心。在《从办公室政治学中胜出》中，作者安德鲁·J.杜布林提到一位叫泰瑞的政府官员，他是雄心勃勃的经济学家，但似乎一直郁郁不得志，找不到出人头地的机会。一次偶然机遇，他得到一本教人如何记住别人名字和长相的书。

"记住和我打过交道的人的名字，这是项十分有趣的活动，"泰瑞说，"渐渐的，许多人关注到我的这项技能。得益于此，我在涉外业务方面渐有起色，进步神速，和做入门级经济学家相比，我的工资待遇有了更高的提升。最终，我在人群中脱颖而出，赢得了与政府合作的机会。"

自我定位不同，品牌宣传的效果也存在差异。也许通过品牌宣传，你增加了自己的权威性，或者只是让别人更容易记住你——当然，随着你取得的成就越来越多，你的权威性也会相应提高。

> **建议：**
>
> 如果你名不副实，无法取得瞩目的成就，那么品牌宣传便会适得其反，你的权威性不见得会有提高，但你的斑斑劣迹却会留在人们的记忆深处，久久无法磨灭。

☀ "借"来一些专业性

有时候，学会借力可以让你的建议更具有说服性。

最近，一家主要从事公共事业的公司的培训部花了6个月时间研发了一项针对全公司客服代表的在职培训课程。一位叫哈维尔的客服经理偶然有幸目睹了整个培训课程的企划案。

"整个培训为期6个月，有用的内容一点儿都没有，全都是些花里胡哨、缺乏实际意义的东西，还有夸大其词的图表。"他说，"其中包括基于网络的培训、用光盘视频培训、26 个模块和几本工作手册，下属完成培训后可以得到一个装裱起来的毕业证书和一个带浮雕图案的皮制手提箱。从企划案中附的信件内容可以看出，培训部副总裁亲身参与了培训课程研发的各个方面，在他看来，整个培训项目是自己最重要的成就。但总体来说，我认为这是我看过的最糟糕的培训项目。"

稍微瞥一眼培训计划就能得出结论，培训部理想中的客服代表和实际工作需要之间有着天壤之别。但这并非最糟糕的地方。旧方案之所以无效，就是因为无论是接受训练的客服代表还是他们的经理，都没有足够的时间完成工作报告。而新培训项目更要命，公司将撰写报告的责任全部推给客服代表。

"他们没有时间做自己的工作，这就是所谓业务培训的唯一价值。"哈维尔解释说。

在哈维尔看来，最好的结果是新培训项目和之前的旧项目一样，被大家慢慢忽视和忘记。最坏的结果是，客服代表受到误导，并为此浪费大量个人时间；根据目前的情势发展，为保证培训顺利展开，培训部已经开始对下属进行相应监控，看来，所谓的最坏结果已经不可避免。

"我必须做点什么，"哈维尔说，"我只是客服经理而已，连基层领导都算不上。"公司内部行政等级森严，他不可能直接接触副总裁，更别提否决他最钟爱的培训项目了。没有人听哈维尔的意见，如果通过正常渠道层层上报，事情根本得不到解决。

哈维尔可是专家级别的。但问题是，公司上下没有人听他的。

然而幸运的是，这家公司非常热衷于追随管理热潮。从一波到另一波，一步赶不上，步步赶不上，刚追上某个热潮，整个商界早已思维大换血了。此时，公司恰好兴起了组建质量改善小组的潮流。备忘录已经在公司内传遍，大大小小的质量改善小组纷纷成立。想获得升迁，必须加入某个小组。

跟随风潮，哈维尔也牵头成立了质量改善小组，负责向上层递交客服经理们对于管理新政策的反馈意见。负责批准小组成立的管理者碍于上层的压力，对于下属提交的成立申请不予审核就通过了。哈维尔在全国范围内甄选出工作经历最丰富、最受尊崇的客服经理作为组员。举行两次小组会议后，哈维尔将小组意见递交给了培训部副总裁。这并非他一个人的意见，而是全公司上下最杰出的客服经理们的共同意见。怎么样，哈维尔是不是很聪明？

最终，培训项目被取消了。从此以后，公司每次制订新计划，所有步骤都要咨询哈维尔的小组。

策略：

要学会借力，通过找寻盟友，团结更具有影响力的人物来增加自己的说服力。和高层打交道必须运用外交策略，他们可能不会喜欢任何带有威胁意味的意见。

❀ 用事实把握住胜出的机会

策略：

只有可信的事实才更有说服力。别把牛皮吹破了。一定要脚踏实地，利用具体事实将机会牢牢把握在手中。有数字统计更好，越详细越有效。

能注重细节说明你提前做了功课，你知道自己在说什么。做得不够精细只能给人轻飘飘、做事浮夸潦草的感觉。

建议：

谈判时切忌估计，这只会给对方留下讨价还价的余地。

❀ 只做某一个方面的专家

如果事情涉及科学技术，你也只需做销售方面的专家即可，技术方面不必深究。即便你是个中能手，也要尽可能低调，避免招摇，以防将事态复杂化，影响潜在客户做决策。

例如，你建议彻底改变公司局域网的页面内容，但你不必成为网络方面的专家。哪些技术对公司有用，哪些技术有利于说服客户掏钱，你就掌握哪些技术。

我有一家企业客户，专门负责生产并销售高精尖医疗设备。他们的销售人员全是科技精英，经常用难乎其难的技术知识把医生客户们搞得一头雾水。这些销售人员并不明白，其实医生不想听这些东西，也不需要这些东西。与其他潜在客户一样，医生只想知道这些仪器对自己有什么用途，对医院有什么用途，对病人有什么益处。难道想说服别人做宇宙飞船很刺激就必须亲自建造一艘宇宙飞船吗？

❀ 不知道解决办法时该怎么办

策略：

如果你没有什么好说的，就什么都不要说。尤其是当你是一位新人时，或当你做某份工作、在某个场合下感到不舒服，你想开口说点什么时，更不要为了说话而说话，特别是在开会的时候。在我们看来，如果自己一直三缄其口，别人会认为我们一无所知或知之甚少。如果我们真的一无所知或知之甚少，开口的欲望会尤其强烈。如果把我放在建筑工地上，周围围着一群建筑工人，我是绝不会闭嘴的。

在销售界，我们将其称为恐惧下的喋喋不休。

你知道得越少，就越想插嘴，想到什么就说什么，越插嘴，越证实了你的一无所知。只需非常短的时间，就能损坏你的信誉，想再弥补，没有几个月甚至几年的时间是完全不可能的。

我知道要避免恐惧下的喋喋不休很难，但你也应尽力尝试：每当自己因为恐惧想胡说时，先深呼吸，再仔细考虑一下自己想说的话。要仔细掂量自己的一言一行，只在有需要时才贡献意见。要问有洞察力的问题，甚至坦白承认自己对此一无所知。这是智慧的表现，和假装博学相比，这甚至是种不错的策略。

建议：

无论你是谁，是新手，还是经验丰富的老手，当你的专业知识受到质疑或发现自己不知道问题的答案时，直接坦白"不知道"才是最正确的做法。

我父亲是位律师，无论你问他什么，他都对答如流。即便你让他解释一下爱因斯坦的狭义相对论和广义相对论有什么不同，他都能口若悬河地讲20分钟。然而，实际上他和你我一样，根本不明白所谓相对论究竟是什么。但他仍然是位好律师，毕业于哈佛大学法学院，深受客户们爱戴，如果你问他关于法律方面的问题，他很可能会说："我不知道。"

"我不知道"是非常有说服力的表达方式，它可以让你说出的话更可信。如果你知道哪里有答案，并且保证一定会为对方找到，这样更好。"如果不耽误您的事，我把答案找出来，这周五给你答复好吗？"然后照实去做。

美国西部电信公司时任总裁加里·艾姆斯就尤擅此道，每次公开演讲碰到难以回答的问题时，他都会说："这个问题真不赖。只需30秒，坐在房间后面的杰克·汉斯就能给你们最专业的答案，而我只能含混其词。等我演讲完，杰克会详细解答你的问题，我可一点儿思路都没有。"

如此一来，当加里·艾姆斯肯定地表述自己的观点时，你肯定会相信他。

◈ 让对方感觉到你的自信

策略：

作为专家，表述自己的观点时一定要自信——在这个领域，你了如指掌。凸显自信很重要，只有自信，别人才更愿意相信你。

生病去看医生时，你希望对方倾听你的叙述，对现状进行评估并查找病因。下诊断书时，你希望看到医生充满自信的样子。

"安德鲁，你得了流行性传染病。按这个药方抓药，你肯定会痊愈。"如果医生这样说，肯定比下面这番话要让你感到安心："安德鲁，你可能得了痛风，或者败血症，要么是红斑狼疮。不过也有可能是流感或重感冒。我给你开张药方。也许你吃了药就好了，也许好不了。如果病情加重，你再联系我。"

作为鉴定证人，当你提供了完美的证词，你就该有种坚定的信念——自己一定会赢得官司。不仅你自己，在场的各位都应深有同感。娓娓道来，再配合身体语言，你的一言一行都会透露出内心的自信。

想让别人信服你的观点，就要让别人感觉到你的自信，让别人觉得你立场十分坚定，犹如磐石。这样一来，即便对方没有肯定你的说法，也绝不会完全否定，日后你再想说服对方也更容易。

如果你自己底气不足，那就是在告诉对方，此观点并非无懈可击，肯定会遭受对方拒绝。你都不相信自己，别人为什么要相信你？

担任经理时，一位下属曾经问我："我想申请加薪，即便最低限度也行，您觉得可以吗？"如此惧怕上司的下属很少主动提要求。这个可怜的家伙应该是位销售人员。也许他只想唤起我对他的同情而已。

数月后，我们公司一位最出色的销售员也来找我商量加薪的事。她最后说道："所以，我希望加薪20%。我知道，现在还不是交个人年度报告的时候；我也知道，相比于惯例，20%已经超出了很多。但很显然，我的工作成就绝对能用出色来形容。我只想确认上司是否愿意支持我。"

所愿并非就能有所得，但我的确给她加薪了，而且幅度超过了20%，她的工资已经可以与公司内的顶级销售员比肩——这是她应得的。

奥马尔·布莱德利将军是诺曼底登陆行动中的美军总指挥。在其自传《一位将军的一生》中，他写到做登陆准备时，自己曾警告所有指挥官绝不可对行动结果有一丝一毫的怀疑。

"指挥官一丝的怀疑足以动摇军心。"奥马尔警告说，"想增强对于成功的自信心，事先必须做出周密计划。"

如果你已经往杯中加入了足够多的水，如果你已经有了成熟的建议或计划，接下来就要步步为营，用具体的实施策略支撑心中的自信。如果你对自己的表现有明显的信心，人们也更容易相信你。如果你不自信，人们甚至都不愿意和你一起吃饭，更别提"登陆诺曼底"了。

信心是最高超的销售法宝。你越胸有成竹，你的话就越有说服力。这就是为什么疯子往往能找到忠诚的拥护者。希特勒从未有过一丝犹疑，他坚信整个德国都将为他疯狂。

20世纪80年代晚期，受一位潜在客户之邀，我为一家新兴企业担任顾问。我很快就发现，这位客户堪称自大狂。他要定期看心理医生，定期服药，在他眼中，自己本领滔天，可以使消费者的购买行为发生革命性转变。尤其令人惊讶的是，许多聪明人也被他的激情所吸引，其中包括军队中一位前高官和全球财富排名前100位之内的一家公司的董事会主席。投资者纷纷向他伸出援手，电信业巨头们给予他极大的信任，免费为他提供价值数百万美元的装备。虽然这个家伙的商业理念瞬息万变，几乎每小时更改一次，但所有投资者完全对此视而不见。正因为如此，没有一个人，甚至连这个家伙自己都不知道，公司最终要生产的产品究竟是什么。

这就是自信的力量。当然，不久之后，这个案例成了互联网新兴企业的经典案例。

自信也许使人变得盲目，看不到自己的缺陷，而有时候也正是因为这一点令其他人信服。正如罗素所说："这个世界的问题在于，愚人过于自信，而智者却总是充满疑虑。"

可这种自信并非是你想要的，它过于易碎，过于脆弱。一旦遭遇到现实，盲目自信便会显示出其本质中的谬误。当然，这种谬误越早发现越好。你要尽可能地完善计划，了解计划有哪些缺陷，学会与缺陷和谐共处，在自己能承受的责任范围内多往杯里加水。只有先符合以上前提，你的自信才合理，才正确。

你的自信应该建立在先把自己的观点摆在明面上，如果对方怀疑，你也要承认对方言辞中的合理之处，这样他们就能有充足的信息做出判断。你的自信也应该来自当你知道如果他们在获得充足的信息做出判断时，他们在大多数情况下会遵循你的建议。

这才是真正的自信。一定要注意"真正"两个字。

☀ 检讨自己的建议是否合理

做鉴定证人，要说真话，承认对方言辞中的合理之处。如果某个新项目有缺点，一定要向下属指出来。因为即便你瞒着不说，他们早晚也会发现。和下属解释为什么新项目中存在缺陷，为什么即使有缺陷，该项目仍然会对公司有益，也对他自己很有益。

> **建议：**
>
> ※ 对于真相，如果你既说不清也道不明，也许你就该好好检讨一下自己的建议是否合理。
>
> ※ 如果你的建议对很多你曾试图说服的人都不奏效，请如实告知对方。如果情况没有好转，或者你无法诚实地对待客户，那就不要冒险行事。要保住自己的信誉，长期与客户维持良好关系，切忌为了眼前利益牺牲长远利益。

我的一位朋友在一家集团公司工作，他桌上放的桌牌上不是写着自己的名字，而是镌刻着威廉·S.巴勒斯的名言："偏执狂都纠结于事实。"如果你的下属愿意剥下谎言的一小层外衣来探究事实，探究你话语背后的真理，那么你就应该在公司内部大肆宣传偏执狂精神。你就该这么做。

☀ 卸下"防卫"的面具

很显然，面对猜疑、拒绝、批评和反对，鉴定证人绝不会感到自己被冒犯。他们为什么会这样想呢？作为鉴定证人，他们就是传达真相的机器，只要对方言辞中存在合理之处，他们就要给予肯定。

内心缺乏安全感的人才会摆出防御者的姿态。有时候，这种情况被称作"骗子综合征"。其实，几乎所有人都觉得，自己的防御姿态是装出来的，尤其当自己得到晋升或被抛入一个完全不熟悉的环境中时。所以才会有"弄假成真"这种说法。自信、安全感的获得可以通过提升自己的专业技能：全方位着手——就像前面我提过的信贷部经理一样，或针对某一个具体方案提升某个方面的技能。

建议：

> 对自己所建议的内容烂熟于胸，这是获得安全感的最佳方法。

有个例子可以很好地阐释自信和内心的安全感来自专业技能。有时候，在赛场上，足球选手迪恩·桑德斯甚至会为竞争对手提供技术指导。

一场比赛下来，公羊队的接球手艾萨克·布鲁斯说："和桑德斯一起比赛简直是一种享受，他甚至还为我提供技术指导。比如，他曾说：'瞧瞧，削球后应该压低身体，这样我就不知道你要往哪边跑了。'"

当然，虽然为布鲁斯提供指导，但桑德斯依旧实力超群，整场比赛下来，布鲁斯一球未进。《体育天地》的记者约翰·布莱德利在报纸上撰写文章报道此事："向队友提供指导是一回事；向竞争对手提供指导绝对是自信的表现，只是这种自信简直太可怕了。"

我可是宁愿被竞争对手奚落，也不愿接受他们的指导。

◎ 试试"34街的奇迹"战略

策略：

> 如果你有足够的自信心，你甚至可以试试"34街的奇迹"这项战略。

杰克是一家小型高科技仪器公司的总负责人。联合生物科技公司是杰克最重要的客户之一。一次，联合生物科技公司在杰克的公司下了个大订单——订购10～14台公司生产的最新仪器。实际上，这些仪器并非是为生物科技量身定做的，对杰克的公司来说，量身定做虽非不可能，但这已经是公司能力的极限了。联合生物科技的总裁非常信任杰克，她敦促杰克继续完成订单。不仅如此，这位总裁还叫来了杰克的两位合作搭档，他们也敦促杰克再接再厉，毕竟这是客户的需求。

为此，杰克特意飞抵联合生物科技公司，亲自向公司高层解释，为什么竞争对手相对廉价的仪器更符合该公司的需求。"不能让贵公司完全满意，这样的单绝不能接。"杰克坚持自己的观点。最后，联合生物科技从杰克的竞争对手那里以优势价格购买了仪器，整个交易非常顺利。

当然，自此之后，联合生物科技再没有从杰克的竞争对手那里买过东西，而是更加频繁地与杰克进行商务合作。然而，杰克所在公司业绩上涨的主要原因是，在过去数年中，联合生物科技的女总裁已经成为该领域的绝对权威。有了她的推荐，杰克大赚了一笔。在过去，生意伙伴们总说杰克"厚道的连货都卖不出去"，而现在他被称作"为公司带来滚滚财运的救星"。

这正是"34街的奇迹"战略。你化身一位圣诞老人，将客户从一家百货公司推送到另一家百货公司，因为这样做最有利于这位客户。据我所知，一位中层经理曾和上司谈话，声明主动放弃晋升机会，因为他觉得自己不够格。我真希望自己可以说两句，说他是最合适的人选，但我不能这样做。虽然拒绝晋升对他的职业发展不利，但担任一项自己无法胜任的工作对职业发展更加有害。

很明显，为客户着想，不贪图短期利益，是建立自身诚信的最佳方式。如果一位机械师告诉我，我只需花 7 美元，他就能为我装个新变速器，那我何乐而不为呢？当然，只要这位机械师不是退休人员就行。

伟大的销售人员可以获得客户的巨大信任，从此，客户再也不想从别人那里买东西了。

如果同事非常信任你，你的事业发展又将如何呢？

第七章

犯更高级的错误：
成为失败学专家

我自认为是比较聪明的人，也取得过一些大的成就。可是每当想起自己每天都要犯一些愚蠢的错误时，我就万分庆幸自己没有当外科医生。想想，有一天自己躺在手术台上，做手术的医生和自己一样，是个常犯错的家伙，心头不免会打寒战。今后，我一定得注意爱惜自己的身体。

医疗界的第一要义是"首先，不要做对病患有伤害的事"。这可不是用来激励客户，让他们树立自信的口号。难道医生的责任仅限于把我的身体切开，然后尽最大努力，在不把情况变遭的条件下，再把切口缝上吗？

失败无处不在，即便最聪明的人，也难逃失败的魔爪。"大脑是最神奇的器官。"罗伯特·弗罗斯特说，"从起床开始，大脑就开始工作，直到到达办公室，大脑才休息。"我在家办公，所以和你们相比，大脑休息得更早。

在失败面前，我们全是专家。至少和自己希望的相比，我们的失败经验要丰富得多。作为销售顾问，我们每天琢磨如何激励销售人员，如何应对失败是必须考虑的问题。每打一次电话，每做一次访问，销售人员都要面对拒绝，面对失败。无法正确面对失败的销售绝不是好销售。如果我无法为销售人员提供帮助，那同样，我也不是称职的顾问。

○ "口袋"里收集更多"不"

对许多人来说，积极面对失败的关键在于认识到失败仅仅是事件的表象，而成功往往就蕴含其中。失败是一个结果，而成功不是。成功像销售一样，是一个过程。

你不是一位外科医生，所以抛开杂念去奋力争取，用勇往直前的雄心去斩断前行路上的一切荆棘。

建议：

※ 尽情享受失败。

※ 勇敢拥抱失败。

※ 失败对你有好处。

"在一家成功的公司工作，这是令人喜悦的事情。"比尔·盖茨说，"但当你失败时，别人会逼着你创新，逼着你深入思考，去往深层挖掘，并学会善于思考。在一家失败的公司工作，面对所有的经营策略，你都要抱着审视的态度。我真心希望周围某些同事有过类似的经验。"

"逆境造就天才。"罗马诗人贺拉斯这样写道，"顺境则会埋没天才。"难道和成功相比，失败更能造就人？难道和成功相比，失败是更杰出的长期战略吗？

死去的罗马大师，在世的科技天才，这些都是极端事例，我们不要扯得太远。然而，研究结果显示，首次创业大获成功的人再创业成功的概率比普通人高不了多少，尽管他们在人脉和融资方面占尽优势。反之，第一次创业受挫的人再创业成功的概率却高出很多。

换句话说，如果比尔·盖茨离开微软，他再创业成功的概率绝对不会高于你和我。而冷干法、水槽车、脱水肉干与炼乳的发明者盖尔·博登，却更有可能再创业成功。

没有比失败更重要的成功之道。

所有销售人员都讨厌听见"不"这个字。无论出于本能，还是受从事的职业的影响，大家一致认为"不"字越少出现越好。这总是被人们奉为销售的"精髓"。

但真理却并非如此：被拒绝次数最多的往往是最成功的销售人员。

被拒绝次数越多，失败越多，说明销售人员和客户打交道的次数越多，因此成功的可能性就越大。公司中最成功的销售员肯定是听到"不"字最多的人。要做到这一点，不仅需要努力工作，坚持不懈，还需要对所做之事非常擅长才可以。因为销售人员越出色，为客人创造的利润越多，越有助于与客户建立和谐关系，客户越有耐心听他说话。很显然，从长远看，这是一个互相促进的过程。与客户接触机会增多，被拒绝的概率自然上升。最成功的销售员必须努力工作，必须能吃苦耐劳，必须专业素质过硬。当然，最终，他也是收获最多订单的人。

即便不做销售，最成功的人也是那些被拒绝次数最多的人。

建议：

"口袋"里收集"不"越多的人，越靠近成功。

☀ 找出最害怕失败的地方失败一次

在推销过程中，销售人员会面临一种困境，它通常被称作"焐热的门把手"——上门推销时，销售员不敢转动门把手，开门进屋。或者不敢打电话，害怕自己被客户拒绝，害怕失败，害怕去收集"不"这个字。

也许"焐热的门把手"已经令销售人员提之色变。即便经验最丰富的销售员也无法幸免被拒之门外的遭遇。但不幸的是，"门把手"的威力绝不仅限于销售行业。它无处不在，也许其影响不像在销售行业那么明显。如果某件事有可能失败，你肯定宁愿做其他事，或尽可能找借口来规避失败风险，也不愿棋走险招，难道不是这样吗？

我认识一位年轻的公司管理人员，他原本前程似锦，但就是因为惧怕自己无法超越先前取得的杰出成就，所以选择了逃避——中途放弃。如果无法在人前展现出自己最好的一面怎么办？如果辜负了大家的期望怎么办？小伙子整天活在恐惧之中。这就像一个刚进入棒球大联盟的闪亮新秀，整个赛季打出432分，其中74个本垒打，在赢得最有价值球员后急流勇退，因为他害怕在以后的职业生涯中，自己再也无法取得这么好的成绩。

或许我们中的大多数人，都会认为小伙子的行为是明智的。如果借用棒球术语，那位年轻的管理者估计再也打不出全季360或370的高分。即便将他的名字写入印第安纳州米沙沃卡的企业名人堂中，我们也会看到，这位年轻人平均每年的本垒打次数基本低于65。或者说，以这位年轻人的资历，他根本没有权利进入企业名人堂。也许他终究难成大器，根本无法在事业上取得杰出成就，甚至还会遭遇失败、跌入谷底，从而一贫如洗。

但至少，他原本可以成就一番事业。

然而不幸的是，比起成功，他更在意维持自我形象。由于害怕失败，他选择放弃梦想，这同样意味着失败。

我们当中许多人都这样做过，只是没有搞得人尽皆知罢了。如此保守看似顾全了自己的颜面或形象，当事人为自己的明智举措窃喜，却根本体味不到背后丧失的气度和果敢是多么的价值连城！但和那位小伙子不同的是，即便我们没有取得过什么骄人的成就，也依然害怕自己在失败中颜面尽失。

建议：

找出自己最害怕在哪些方面失败，然后行动起来，尽快失败一次。

除非你的选择是跳伞、高空走钢丝、外科手术或其他类似活动（请自动忽略我的建议），否则你将发现：

失败不可避免。

真正经历一次失败后，大多数情况下，你就没有什么可怕的了。

建议：

如果无法立刻采取行动，你也可以想象失败并体味其中的感觉。究竟哪个更糟糕呢？尽最大努力或听天由命，还是一边根本不努力或一直吊儿郎当，一边希望这样做自己不会丢面子？但到头来，你依旧会失败。

尽情失败吧！

你关心的那些人经历过各种失败。他们中有的人不敢将水杯装满，因为他们害怕一旦遭遇失败，自己就会面对人们鄙夷的目光，最终沦为人们的笑柄。

☀ 有人嫉妒你的勇气时你该怎么办

害怕失败与害怕腹部整形差不多。提臀、丰胸或头发移植等也可以归为此类。

例如，我就接受过头发移植手术。现在，我可以开诚布公地说，头发移植起不了任何作用，也许还很愚蠢。我长得丝毫不帅，所以大伙儿理所应当地认为我对自己的相貌应该没有什么追求，但事实却总是截然相反。只要一想到未来可能变成秃头，你猜怎么着？所有认识我的熟人，甚至包括我自己在内，都会大跌眼镜。原来，我和别人一样，对外貌非常虚荣，也许还要在前面加个"更"字，因为我竟然选择去做头发移植手术——把头皮大块大块地切开，将毛发移植到小毛孔中。

但这还不是重点，重点是一旦你接受头发移植手术或腹部整形以及提臀之类的手术，几乎每个知道的人都会和你说，其实自己也想过要做一些整容手术。你将成为大众羡慕的对象，因为别人没有勇气尝试的你却敢做。

看来，人和人之间的相同点远远多于不同点。

我不知道提臀手术怎么样，但是没有必要尝试头发移植。但说到失败，各位真该去体验一下。有些人会嫉妒你的勇气。可是也有人会看轻你吧？也许会。

但你无须在意别人的眼光。对于那些奉劝你永远不要冒着失败的风险去尝试的人，难道你会去采纳他们的意见吗？一旦你迈向了成功，那些蠢蛋必然会对你刮目相看。

但是，假如你永远无法成功呢？对此，我十分欣赏罗斯福总统的那番话：

批评家的话不重要，那些指出强者怎样出错或者指出实干家应该如何做得更好的评论者说了什么，也不重要。荣耀属于入场拼搏的人，他们的脸上满是灰尘、汗水和鲜血，他们英勇奋斗，即使犯错，也很快振作精神，一次又一次地重新投入战斗。所有的成就都伴随着错误和不足，他们怀着伟大的献身精神，将自己全身心投入到有价值的事业中。他们知道，如果足够幸运，他们终将凯旋，即使不幸失败，只要他们勇敢尝试了，他们永远不会和那些胆怯又冷漠的灵魂为伍，因为后者永远也不会懂什么是真正的胜利和失败。

建议：

永远别操心那些"冷漠又胆怯的灵魂"，除非你自己是这样的人。正如萧伯纳所说："不停地犯错的一生是荣耀的，比起那些一事无成的人生，这样的人生更有意义。"

想想自己的过去，最令你感到遗憾的事情是什么？是那些带给你挫败感或者在别人面前颜面尽失的失败的事情，还是那些因为胆怯或其他原因而未曾尝试的事情呢？当你回首过去，希望目光和思绪里留下的是什么？

☼ 一次失败没关系，下次争取改进

当你把成功看作一个过程，那么你便能换个角度看待"失败"。也许和杰出的销售员一样，将失败视为迈向胜利的阶梯，这意味着你距离成功越来越近了。

如果今天客户没有买账，那么销售人员仍需再接再厉，继续与客户建立良好关系，向对方传达有价值的信息，争取得到信任。也许下次或下下次，客户就会和你签约。做大生意，你不能太着急。出色的销售员都明白这一点。

即便这次电话销售彻底失败了，客户斩钉截铁地说他绝不会买你的东西，这也仅仅代表现状不太乐观，因为销售的过程本就是剔除没有需求的客户的过程。

建议：

即便失败了，我们也要不停地去尝试；即便舍弃某些选择，也要勇往直前。

我们都知道一句谚语：千里之行，始于足下。但有时候，第一步往往会迈错方向。当我们发现自己前进的方向错误时，及时止步，这就是一种进步，也可以称之为是一种成功。

盖尔·博登发明的脱水肉饼干，要么是一个可笑的失败，要么就是科研道路上的进步。之后，他才成功研制出炼乳。下面这句谚语也许永远不会在会议室里流传开来：你若没有做几个脱水的肉饼干，你就无法发明炼乳。对于这条真理，我不需要担心版权问题。

我经常告诉大家，他们应该向科学家学习，无论成功或失败，科学家们都兴奋无比。因为对他们来说，失败就是成功。大卫·凯利是爱迪奥公司的首席执行官，同时也是斯坦福大学的教授。他十分同意德瑞斯勒的说法："给人以启发性的试验和错误，要比给人聪明且完美的计划更好。"

作为普通人，我们也许根本不具备超人的智慧，但这对我们来说无疑是好消息。珍惜每一段经历，在经历中成长，并且在成长中收获意外的"惊喜"，就显得非常宝贵。

出色的销售员会从每一次电话销售中学到很多东西，无论这次销售成功与否。一次表现不佳没有关系，你可以分析其中的缘由，下次争取改进。面对客户的每一次拒绝，你都能找到更好的应对方式。面对客户的犹疑，你总会有更好的办法让对方心甘情愿掏腰包。如果一位出色的销售员碰到如下场景：放下电话后，他边开车边思索，15分钟后，忽然发现"如果当初我这样说就好了……"，那么下次他绝不会犯相同的错误。尖叫几声，对着方向盘锤几下，发泄完怒火，也学到了东西。因为相同的情况总会发生，也许几天后，也许几周后。无论什么时候再发生，他已经做好了迎接的准备。

⚙ 从失败和经验中学习

在经验中学习，每段经验都有值得你学习的东西，这些大道理无人不知。很多人都对此深信不疑，但如果不从事销售行业，我们就很难有机会像销售人员一样，反复碰到相同的问题。即便可以吃一堑长一智，但在这件事情上得到的经验和教训未必适用于其他情境。因此，一旦遭遇失败，我们更容易沉浸于悲伤中，根本想不到通过这次失败能学到什么。

建议：

生活中很少有什么事件是独一无二的。万事都有先例，我们的行为更是如此。就像销售一样，一次显而易见的失败可以让你吸取教训，下次再遇到相同的问题便能很顺利地解决。无论结果是好还是坏，或不好也不坏，切记要抽出一些时间问自己，究竟怎样做才能让结果更好。

"我就像一位律师。"一位新晋首席执行官告诉我，"我不管理，我只是练习管理。练习次数越多，我就越擅长。生活就是教育和成长。15年前，我完全不知道管理是怎样的，没有经验，没有训练，也没有榜样，我怎么可能干好管理呢？10年前，我只是一般经理。5年前，我已经训练得不错了。现在，我做这个已经游刃有余。5年后，我一定能成为非常杰出的管理者。"

"所以你不会相信在上幼儿园时，你能够把一辈子需要知道的知识都学完了。"我说。

"我的一位部门经理下属曾经说过这句话，但我却不以为然。如果这是真的，那就太好了，因为很明显，上幼儿园时，你还不知道'蹲下'是什么意思呢。"

熟能生巧，至少事实应该这样。杰出的工匠成功前，必然将各种错误都至少犯了一遍。

在《生存者的人格》一书中，艾尔·赛伯特博士写道："忍受挫折能力强的人遭遇失败时，他们的第一反应是从失败中学习，而不是自怨自艾。当然，每个人对于糟糕的情况都会感觉很不舒服，但是问题在于，他们的反应是去面对、摆脱错误的藩篱的禁锢从而寻求突破，还是陷入杞人忧天、自怨自艾的深渊而无法自拔。"

建议：

　　※ 去学习！

　　※ 去大胆面对！

　　※ 尽量避免提及类似"学习与面对""受害与抱怨"这种二元对立的说法。

犯下更高级的错误

我母亲是虔诚的天主教徒。过去，她常常告诉我，无论何时，只要有糟糕的事发生，我就该"把它交给上帝处理"。向上帝祈祷，寻求帮助，你就有机会得到救赎。正因为如此，在 8 岁之前，只要我把事情搞砸了，就会向上帝祈祷，那么多年下来，我觉得自己一定会上天堂。既然 8 岁之前我已经把祈祷的次数凑足了，那么之后再犯错就没有什么意义可言了，除非我能从错误中获利。

失败是人生中的财富，我们绝不能浪费，一定要从中学到点什么。我们需要犯从没有犯过的错误，犯更高级的错误。

第一次做事情，难免会犯错。为何要对自己那么严苛呢？也许第一次做你搞砸了，第二次也难免失败会光临。和前文那个没有做成生意的销售人员一样，你还有数次尝试的机会，勇敢朝着成功之路迈进吧，即便你能做的只是与潜在客户建立和谐关系，获取对方信任，也要时时刻刻为下一次行动做好准备。

建议：

※ 尽管失败不是什么好事情，但失败也是一种机遇，你可以向周围人证明即便身处逆境，你也可以独善其身。

※ 通过失败，我们可以发现自身具备着极佳的处理逆境的能力。

失败是伟大的动力。我的一位客户在互联网领域打拼，他在事业上经历过一段非常困难的时期。"失败次数越多，"他说，"我越想成功。我工作也就越努力，希望自己可以吃一堑长一智。我确信，成功迟早会到来。"

在过去四五年中，滑旱冰成了我的业余爱好。虽然一直想学新动作，但无奈年事已高，如何能不摔倒才是我最关心的事。动作学不会事小，胳膊腿骨折事大。那些滑龄比我短的青少年、小孩子，甚至蹒跚学步的幼儿都能完成大跳、回转以及脚尖旋转等高难度动作，这些简直超乎我的想象，更别提亲身尝试了。究其原因，就是由于他们不怕摔，随便怎么摔都摔不坏。

只有不怕摔倒，你才能掌握高难度动作。换句话说，如果不怕摔倒，什么高难度动作你都能掌握。

当然，前提是没有生命危险。

☀ 提防可恶的"思乡病"

建议：

提防可恶的"思乡病"。

有时候，失败确实会伤到我们。更有甚者，某些失败还会波及别人，尤其是当那些失败是道德伦理上的过失时。我在这里不是要高举道德大棒去杖责谁。你也没有必要自我谴责，无论你觉得自己多么咎由自取。自我惩罚起不到任何作用。我不在乎你是不是匈奴王阿提拉、阿道夫·希特勒或是魔鬼撒旦。

我说得够清楚了吧？

我不在乎你过去做过什么事，只在乎你的现在和将来。你要彻底摆脱以前的枷锁，避免被过去纠缠，陷入麻木和沉沦。如果你从心底认为自己应该做些什么事，去弥补过去犯下的错误，那就勇敢去做，然后吸取教训，继续向前。纠缠于过去，这在某种程度上非常像"思乡病"：对未来没有任何好处，只能分散你的注意力，让你无法专注于现在，无法充分利用眼前的有利条件。

☀ 给自己和别人失败的自由

策略：

要给自己以及别人犯错的自由。如果你畏惧失败，那就告诉自己，只要某件事值得去做，那失败就是值得的。通常情况下，只有经历过失败，你才知道如何做是正确的。既然选择冒险，就要不畏失败，但事前，你一定要深思熟虑。

我们只是鼓励你要珍视每次冒险的机会。但对许多公司来说，你冒险成功，他们会尊敬你，然而一旦冒险失败，你将会受到惩罚。因此，这个社会注定与冒险无缘。

☀ 面对怀疑，第一时间说出真相

当你不幸失败并且犯下错误时，切记保持冷静与尊严，除非你想通过惊慌失措来解决问题，而且要积极地向别人承认错误。只需回顾一下过去40年中的政坛风云，你就能意识到积极承认错误是多么重要的策略。整个"猪滩事件"就是一次大失败。肯尼迪私底下一直认为自己被中央情报局（CIA）骗了，但在公开场合，他却将所有责任一并承担。只有这样做才能显示出总统应有的风范。

> **建议：**
>
> 面对怀疑，请第一时间说出真相。

如果你无法承认错误，那么你就永远不能从错误中学习到经验，同样的石头还将再绊倒你一次。当你向当事人承认错误的时候，你的自信就会流露出来。"朋友，是我搞砸的，请让我全权负责。"这句话的确威力巨大，但总用就不灵了。

阿尔弗雷德·斯隆曾是通用汽车公司的掌舵人，在他看来，只要有一半决策是对的，这个经理就够格了。经理也好，同事也好，下属、销售、客服代表也好，如果在任何时候，他都佯装自己是绝对正确的，那就说明他内心缺乏安全感。记住，你骗不了别人。

揭发错误简单，承认错误很难，因为后者往往需要更大的勇气。不仅政客如此，我们普通人也一样。这样看来，犯错好像成了人生路上不可跨越的沟壑。

最近，一家公司成了华尔街的新晋宠儿，但他们却不得不宣布——自己算错了公司上个季度的利润。自此，公司股价猛烈下跌。第二天，该公司打电话给我，让我想办法帮他们减少点损失。他们的首席财政官是个反复无常的家伙，在公司里不怎么受欢迎。我刚走进他的办公室，恰好发现他那平时举止端庄的女秘书面对玻璃窗站着，毛衣半脱不脱地堆在肩膀周围。刚开始，我还以为她在用灯光招呼那些进入楼下停车场的同事们。突然，女秘书看到了我，她大吃一惊，赶忙把毛衣穿好，我飞快瞥到了她毛衣下的 T 恤衫。上面写着："错误已经产生。让别人来承担吧！"

几分钟后，我发现她为老板的策略做了非常好的准备。弗兰·勒波维茨说过："输赢不重要，关键在于你找谁来当替罪羊。"他的推卸责任最终导致他失去了这份工作。

当然，如果该错误没有影响到对方，你就不必向其承认错误。许多错误是我们自己造成的，和别人无关。但即便如此，把对方牵扯进来也会有大用处。数年前从事广告销售时，我努力找出了广告说明中的一个错误。为改正错误，我把这条广告的委托商也一并邀请来，让他们帮我出主意。由于我主动揭露了自己的错误，所以在接下来的讨论中，我的意见就显得更为可信。自报短处为我赢得了成功，客户也更相信我的专业水准，因为他们觉得我注重细节，愿意全心全意将广告做到更好。

进入名人堂的著名足球教练比尔·布莱恩特曾说，想让球队团结一心，必须做到以下三点：

第一，如果事情搞砸了，那都是我的错。

第二，如果事情不好也不坏，那是我们共同努力的结果。

第三，如果事情做好了，那是你们的功劳。

做到以上三点，你就等着球队为你赢球吧！

◦ 试试预设失败的威力

策略：

　　试试预设失败的威力。采取行动前，设想哪方面可能发生问题，然后找好相应对策。

在盲目乐观的人看来，简直没有比预设失败更糟糕的事了。他们认为，做任何事情首先应该预想的是成功，还没有做就想到失败，这多丧气。

事前不做准备，失败的可能性就极大。所以，在正式飞行前，飞机驾驶员都要花大量时间在模拟机里，针对可能出现的各类问题进行预演。

亲爱的乐天派：

你一定很高兴，将要给你做心脏搭桥手术的外科医生一向乐观积极，只畅想成功，从不预想失败。

你最亲爱的贝瑞·马哈

只畅想成功，不事先针对可能发生的意外做好准备，这叫奇幻思维，并非认真准备。预设失败可以让你准备得更充分，增加所谓的预见性，从而提高自信心，这样你的现场表现也会更出色。充分准备完成后，你可以而且也应该畅想成功，这样获得成功的可能性也会相应增加。

太阳微系统公司的总裁兼首席运营官（COO）埃德·桑德尔每周都要举行"攻防头脑风暴"讨论会，商讨竞争对手会采取什么措施打击太阳微系统公司。"这样做能帮助我们进行战略性思考。"桑德尔说。竞争对手采取行动时，桑德尔他们早制定好了相关应对策略。

☀ 做最充分的准备

　　每次电话销售前，销售员都要做充分的准备，预测有可能碰上的难题。同理，畅想成功前，你也需要做好预测，一步步实现心中的梦想。当然，没有人可以预测到所有突发事件。有些销售人员常因为准备过度而被束缚住手脚，他们忘了，针对电话销售最充分的准备就是……多打电话，把东西推销出去。

　　历史上最伟大的战略家拿破仑说过："做准备简直是折磨，而真正遇到的危险却往往没有那么难以应对。"虽然拿破仑这么说，但每次面对战争，他仍然精心备战。

一个带有暗喻性的建议：

　　如果你把所有时间都耗费在修理引擎上，那么某一天，你将发现自己已经老得无法将汽车开出去了。

　　尽力做好充分的准备，然后要善于抓住机会，还要获取经验。要学习、实践、做充分的准备，然后朝成功之路勇敢迈进。

策略：

　　每天、每周、每月、每年，要时时检验自己的进步。只要坚持下去，能力便能得到长足的提升，你也会发现自己暗藏着巨大的潜能。

建议：

　　在冒险和探索中收获快乐。凭借自己的能力正面迎接挑战，在挑战中收获快乐。

我指的挑战是真正的挑战。盲目乐观的人将这个词变成了灾难、不可能和搞砸了任务的委婉说法。比如"玛莎，这里有个挑战性的工作需要你完成。我们会削减你下属的数量，但要将工作量增加至原来的一倍。在工时削减一半的前提下，你要多完成相当于原来一倍的工作量。哦，对了，就是把这些水做成红酒"。我想看看这次可不可以让"挑战"一词恢复原意，例如："生活是种挑战。在挑战中收获快乐。"

就像我之前说的，眼下这一个小时，甚至任何一小时，都可以成为生命的转折点。这取决于你的选择。当然，这并非意味着你不会摔跟头。你当然会，你肯定会，只有通过摔跟头，你才能学会如何避免摔跟头。

✿ 为什么不必完美无缺

你永远达不到完美，这无疑是个好消息。

我怀疑你是否真的想去做个完美之人。如果你是完美的，如果你永远不犯错，永远不失败，那对你而言，世界上就不存在所谓的挑战与胜利——因为你没有什么好胜利的。还记得前面那位因为害怕失败而辞职的年轻管理者吗？现在的情况和他完全相反。

我就认识一位出色的销售员，由于他太擅长推销了，什么客户也难不倒他，所谓高处不胜寒，他只有选择辞职。

"好像事情还没有发生，我就知道会发生什么。"他说，"我知道我要说些什么，客户会因此做出哪些反应。面对客户的反应，我知道我要如何应对以及接下来客户又会做些什么。我知道我要提什么建议，对方会对于交流显得更有兴趣。我知道经过一番协商后，客户会买账，对方会采纳 2/3 或 3/4 的建议。一切都在我的掌控下，我做销售这个工作太得心应手，简直太无聊了。于是，我会故意搞砸，电话销售时故意让情势失去控制，以看看我有多大能力挽回危局。"

　　曾经，这位出色的销售员告诉过一位自己正在接待的女客户，公司的某件副产品简直是个垃圾。但几分钟后，女客户还是被他搞定了，除了购买其他商品外，女客户还附加购买了这件被称作垃圾的副产品。

　　你能在完美中收获快乐吗？事实证明，为了成功而失败才是最佳选择。

☀ 将重大失误考虑在内

> **策略：**
>
> 　　将重大失误考虑在内。

　　设立长期目标时，一定要防止出现意外情况，把目标定高一点儿会更安全。

　　把目标定高一点，告诉别人你想达到的是这个高目标，永远别提你的底线。这是最基本的销售技巧，它和"改变衡量的尺度"策略息息相关，这个问题我们稍后会讲到。你去哈利男子服饰用品店挑选西服，根据计划，你的预算是300美元。哈利向你推荐了一套价值900美元的西装，双线锁式线缝外加高档布料，果然一分钱一分货，穿上它你简直成了麦克·道格拉斯。虽然你爱不释手，但900美元太贵了，最终你买了件600美元的，其品质和900美元那套大体相当。穿上它，你可以和安东尼·霍普金斯媲美。如果一开始，销售人员向你推荐这套600美元的，那最后，你很可能会买件400美元的，穿上它你就只能像拉尔夫大叔了。

　　如果老板认为你的目标是成为首席执行官，并且知道你已经为此做好了准备，他怎么会不提拔你当生产总监助理呢？如果老板知道你的目标是成为区域总监，那么他可能不会提拔你到如此高的位置，至少不会现在提拔。但你可能被任命为地区经理。如果你只想当区域经理，那么你只能是几个候选人中的一名，甚至上司根本不会选你。

　　如果你的目标是成为首席执行官，那么你越早把自己当成未来的首席执行官，上司也会越重视你。那是你想要踏上的职业之路，所以行动越快越好。最终，即便没有当上首席执行官，你也能混个副总裁。如果最初你的目标就是当店铺经理，那么即便梦想成真，你距离成为首席执行官或者副总裁都有很遥远的距离。

这是另一种将失败转化为成功的策略。

❂ 林肯的模式

每当大师们谈到如何应对失败时，林肯绝对是最佳的正面教材。

1832 年，林肯失业，同一年，竞选州议员失败。1833 年，林肯做生意失败，但 1834 年，他成了州议员。1835 年，林肯挚爱的女人去世，他因悲伤过度陷入抑郁症的泥潭，最终精神崩溃。1838 年，竞选州议会议长失败。1843 年，失去了国会的提名。1846 年，林肯进入国会，但两年后，又失去了第二次提名的机会。第二年，他想进入土地管理局的请求遭到拒绝。1854 年，林肯没有能进入参议院。两年后，他所在的政党没有提名他当美国副总统。1858 年，林肯再次失去进入参议院的机会。

当然，故事的大逆转发生于 1860 年，林肯当选为美国第 16 届总统。通常情况下，励志大师们不会提到，林肯刚当上总统，南方各州就宣布脱离联邦。从此，美国陷入了血腥且艰苦的内战时期。南北战争彻底损害了林肯的健康，但在我看来，那并不重要，因为内战结束不久，他就被刺杀了。

这就是坚持到底的下场。对普通人来说，林肯绝对是英雄，但对他本人及其家人来说，幸福却从未降临过。我怀疑作为克服失败的偶像，林肯是否真的合适。那些一谈到林肯就滔滔不绝的大师们难道愿意成为现代社会的第二个林肯吗？

当然，我们不可能预测到所有行为的后果。如果林肯知道自己的最终命运，他肯定仍然会一往无前，毫无畏惧。然而，如果你在奔向成功的路上摔了一跤，你最好能坚定不移地告诉自己，这就是你内心深处渴望的成功。

第八章

培养强烈的自卑感：
如何正确地说出你的不足

那是一个炎热的午后，时间是星期五下午三点半。屋里憋闷极了，我们拉下所有百叶窗来遮挡阳光，屋内没有任何光亮，简直像一个山洞。从早上9点开始，我和另外三名同事一直在面试新下属。期间，大伙儿天南海北地畅聊，我说自己曾建议一家公司改进招聘流程，旨在改善该公司员工每年跳槽率高达37%的状况。

第六位面试者走进房间，他的名字叫克劳德·汤普森，是一位非洲裔美国人，举止端庄，看上去很有教养。但不幸的是，他身材很不标准，即便穿着3000美元的阿玛尼牌西装，外人看着也像从凯马特淘来的。他的头发和胡须呈灰色，年龄大概55岁上下。工作职位只有两个，但我们却挑出来了三位候选人，他们全部实力超群。在为期两天的面试中，区域经理对"充满活力，干劲十足"的年轻人十分偏爱，但面对和自己同龄的人，她却极力排斥。两位下属也只好亦步亦趋地去迎合上司的喜好。

看着汤普森的简历副本，我明白他基本没有什么希望。我瞥了一眼手表，想着自己傍晚就要乘飞机了，我很想知道同事们还需要多久会把他打发走。

"汤普森先生，我们为什么应该雇佣你呢？"区域经理问，每当她想淘汰面试者时一定会问这个问题。

汤普森的嘴角露出了恬淡的笑容。

"今年我已经53岁了。"他毫不犹豫地说道，"我是黑人。自从之前的公司破产后，我失业足足有5个月了。我也没有你们行业的工作经验。如果您手中有我的简历，那么您可以看看在是否犯过重罪的一栏中，我画了勾。我到处申请工作，但没有一家公司愿意录用我。"汤普森依次看着我们，同时把过去的悲惨经历娓娓道来，他充满自信，那神情好像在说自己拥有哈佛大学 MBA 学位，或者获得过奥运金牌，要么就是在通用汽车公司担任过 7 年 CEO。"让我告诉你们为什么我是最合适的人选。"

在整个面试过程中，他用非常镇静的姿态向我们讲述了他 53 年来的经历。

"如果你们雇佣我，那我除了成功根本别无选择！"汤普森满怀激情、信誓旦旦地说，"不管工作多累，我只能待在这里，我没有选择的余地，好的坏的通通轮不上我。我已经跟这份工作绑定了，就像 35 年前，我被锁在监牢里动弹不得一样。不知道您注意到没有，我大部分学分都是在监牢里修的，我不想读硕士，所以出狱后不用去学校。但我在牢狱中学到的一切——各种正规非正规的训练，这些让我在之后的每份工作中都能有所作为。"

克劳德·汤普森刚进屋时，他得到这份工作的概率，和他九月份被选为大西洋城麻辣女王的概率差不多。接着，他一条条列出我们不愿意雇佣他的原因，有些我们感同身受，有些是我们从未经历过的。

然而，当汤普森离开后，我们几乎没有提到任何关于他的缺点。因为汤普森已经把所有缺点都摆在桌面上了，好像我们已经逐条讨论过。反观整个过程，我没有怎么说话，只是饶有兴致地听着。汤普森把失业那段经历变为自己最有力的武器——其他应聘者越优秀，就越有可能跳槽，因为他们根本不愁找不到工作，这个事实被汤普森成功地加以运用。房间里的每个人都相信，汤普森绝不会离职，不会使 37% 这个数字再次增加。如果他能想个办法降低离职率就更好了。

地区经理将克劳德·汤普森视为该职位的第一人选。很快，两位下属的意见也达成一致。面试后的那个星期一，公司人事专员致电克劳德通知他通过面试，他正式成了公司的一员。但令所有人大吃一惊的是，这家伙竟然告诉我们他希望考虑 24 小时。第二天早晨，克劳德打来电话，客气一番后，他婉拒了这个工作机会。

"失业分子"克劳德·汤普森已找到了更好的工作。

☀ 爽快地说出你的不足

也许你从未进过监狱，也许你还没有到中年，也许找工作对你来说非常容易，失业之类的事情和你一点儿关系都没有。但和克劳德·汤普森一样，我们都经历过面试，都曾经历过这样或那样的考核：也许对方是老板或你未来的上司，也许是同事或为我们工作的下属，每天，我们都要向不同的人展示自己。和克劳德·汤普森一样，置于别人的目光之下，我们身上的污点似乎无处遁形。这些污点不至于导致坐牢，甚至即便被曝光也没有什么好可耻的。它们只是平平常常的小缺点，其中有一些我们已经在前文中讨论过了。

有时候，对于已经做过或还没有做的事，我们只是心里不太舒服而已。造成困扰的情况有很多：尽管一位下属表现得很出色，我们却不能为其升职加薪；我们必须向老板解释目前的烂摊子。又或者自身条件让你自惭形秽：一份不完美的简历；工作经验缺失或技术水平不高；甚至是自身长相不好，缺少优雅的气质；或者心存自卑，认为自己不够聪明，不够有学识，不够富有。

在这个国家，不够富有、不够漂亮、不够优秀甚至不够有名，这些都能称之为缺陷。

由于各种各样的原因，我们中的许多人都有自惭形秽的心理。老话说得好："培养强烈的自卑感。"

建议：

面对自卑，你可以做的事情有很多，但是最不明智的就是助长自卑感。

关于如何装满水杯，如何与事业中的消极因素和平共处，我们已经谈了许多。至于你是否能做到，真正的试金石正是：面对别人审视的目光，能否把自己所遭遇的消极因素开诚布公地娓娓道来。

这才是本章的主要内容。你能和克劳德·汤普森一样，冷静、自信、坦坦荡荡地面对自身的缺陷吗？也许你并不从事销售行业，但向对方坦诚相待，把自己的缺点坦诚地告知对方，却是一个实实在在的推销过程。你呈现的方式往往决定了你反应的方式。

☀ "藏奶牛"并不是"善意的谎言"

天下没有比"藏奶牛"式的销售更可恶的了。也许在漫长的人生旅途中，你的确碰到过一两个这样的家伙。假如销售人员向你推销这附近的房子，这片区域的水供给全部来自某一口水井，而水井里却有一头奶牛腐烂的尸体，这是个秘密，你并不知道。为把房子顺利卖出去，销售人员绝口不提水污染的事。即便你发现饮用水有异味，他们也会宣称自己什么都没有闻见。如果你一再坚持，销售人员便会想方设法骗你转移注意力。这就是所谓的"猫王"战略（看，猫王在那边）。

"藏奶牛"策略的确有助于销售。所以黔驴技穷时，销售能力不怎么样的家伙就用这一招滥竽充数。他们寡廉鲜耻，简直把这一招奉为圣经，甚至把它运用到日常生活中：

"女议员们，我一点儿都不担心。现今的财政控制政策十分完善，所以该武器系统肯定不会超出预算。"

"奶品皇后？如果我的工作这么低薪，这么无聊，我还会申请如此昂贵的公寓吗？我不认识外面车里的那七个人。我告诉过你我一个人住。"

"当然，我在法国南部有间别墅，你真认为这是我编出来在酒吧哄女人的？"

也许你所掩盖的事实没有那么露骨，但凭良心说，谁这辈子没有隐瞒过事实呢？一项任务本应该被完成却被大家遗忘了，而应该知道实情的人却蒙在鼓里；与同事"清清白白"吃顿午餐，却没敢告诉配偶；把漏油的旧车卖给刚到工厂发货处工作的新同事……

偶尔一次隐瞒了水井里发臭的奶牛，这种事大家都干过。甚至有些人还私自匿藏了诸多好处。

我所指的并非那些"善意的谎言"，有的人将之称作"社交润滑剂"：

没错，琳达，新染的发色十分适合你，绝对能让同事们眼前一亮。你说颜色能持续多长时间？

老板，这幅画真不错。一定要代我谢谢您的夫人。她简直是现代的达·芬奇，不是吗？想象一下，把迈克尔·杰克逊和惠尼·休斯敦当作门徒，画进《最后的晚餐》，那位耶稣是麦当娜吗？

我讨论的并非这种小谎言，而是如果双方位置互换，你应该被告知的信息。

☀ 不要对客户有所隐瞒

藏奶牛很容易，但当真相浮出水面时，情况就会非常棘手。纸包不住火，真相出现的速度之快往往让你措手不及。

> **建议：**
>
> 　在腐牛的臭味传出后，说了没有闻到的人会逐渐失去其信用；人没有了信用，那就会举步维艰。即便暂时得到了一些收益，但是长久下来，必然会付出巨大的代价。

失去信誉的销售人员无法再从事销售行业。但对那些非销售行业的人来说，他们付出的代价更高。一旦信誉扫地，你的话便不再可信，不仅潜在客户流失，老板、同事、下属甚至朋友以及其他对你而言十分重要的人都会离你而去。

销售人员最不想失去潜在客户，但和失去好朋友相比，失去客户更容易。

相比金钱上的损失，失去老板的信任无疑更致命。周围的人对你疑神疑鬼，你肯定没有好日子过。

> **建议：**
>
> 不要对客户有所隐瞒，一丁点儿都不要。

别对客户说谎。想想自己是否欺骗过客户，在当时的情况下，是否有其他选择。虽说人无完人，但我们呼吸的空气越清新、饮用的水越干净，大家的自我感觉就越良好。

幸运的是，大多数时候，我们足够聪明，知道欺瞒客户的严重性。

但不幸的是，我们大都喜欢油腔滑调。

⚙ 油腔滑调糊弄不了任何人

在说话油腔滑调的人看来，潜在威胁是更可怕的。他们想对此闭口不谈，却怎么也绕不过去，唠唠叨叨，没完没了。久而久之，这些原本避之唯恐不及的不利因素却成了对方一致关注的焦点所在。

刚开始，拐弯抹角的家伙们本想在不知不觉中把不利因素匆匆带过：

"那里什么都没有，原先是旧谷仓。最远处是化粪池。那边，你能看到，有口水井。目前里面有具奶牛的尸体。那边角落靠后有块空地，最适合开辟成你说的花园。土壤中可以种西红柿，长到垒球那么大绝对不成问题。为什么去年街道那边的柯太太……什么？不，我说的是奶牛，一头死去的奶牛。但无论如何，当你尝到那些西红柿的滋味的时候……什么？"

接着，油腔滑调的家伙们试着将缺点造成的负面影响最小化：

"真的？那怎么可能影响到您呢？别担心。没错，水井里确实有头死奶牛，但只是一头而已嘛。在这一带，很多时候水井里的死奶牛可太多了，5头、6头、

7头甚至8头都有可能。相信我，无论您听说过些什么，这都不是大事儿。不就一头死去的小奶牛嘛。井水那么深，您根本看不见尸体。也许对许多人来说，一头奶牛根本不算事儿，甚至他们都懒得把它捞出来。当然，奶牛尸体是完整的。如果您真想把它捞上来，也能省点力气，奶牛毕竟是奶牛，和大公牛不一样。您可以在居住有效期内分批把尸体捞上来……"

为把奶牛尸体造成的负面影响降到最低，这些家伙将一直喋喋不休下去，直到你发誓床单和地毯上都能闻到尸体的腐臭味。最后，你会生气地走开，虽然没有尝过被污染的井水，但你嘴里仍然回荡着酸臭味。

我们都做过类似的事，纯粹出于好玩，或者你刚好将自我鞭答视为乐事，花些时间好好想想当初自己是怎么和对方拐弯抹角的。故意向老板隐瞒最后一桩客户投诉，用言语误导老板，你做过没有？你是如何解释自己部门上个季度所表现出的不足的？是不是像一场中世纪辩论似的，讨论到底有几位天使可以站在大头针上跳舞？虽然你有七项免税额，但轮到自己给儿童捐款时，却能编造出一万个理由拒绝掏钱。

听到这类问题，你心里感到很不爽吧？

忘记不愉快的回忆吧。如果你为了成功而失败，那就把过往当作成功道路上的铺路石，别拿它们来自我折磨。当然，该捐款时还要捐，做慈善不能耽搁。

建议：

如果你发现自己有些油腔滑调——但没有隐藏事实，也没有正面应对，那就说明你还没有找到与消极因素和谐共处的方法。如果连你自己都无法接受消极的一面，那就别指望对方做到。

油腔滑调糊弄不了任何人，至少糊弄不了那些不想被你糊弄的人。如果油腔滑调果真成功了，那么对那些油腔滑调的经理、首席执行官、工程师、会计、医生、律师或印第安酋长来说，他们日后必定感受到由此而产生的压力和负累，步履维艰。这是千真万确的。连哄带骗让客户落入圈套，然后利用对方的信任大赚一笔，任何人干出这种事，都会心里忐忑不安。

一旦油腔滑调的"奸计"得逞，你一定会耿耿于怀，因为你深深伤害了一个相信自己的人。你从中得到的好处越多，对方越信任你，你越会不断地受到良心的拷问。当然，前提是你良心未泯，还没有变成一个唯利是图的家伙。

☀ 把最大的负担变成最大的资产

幸运的是，面对别人的审视时，你还有另一种自曝缺点的方式。学学克劳德·汤普森大叔，像一个出色的销售员那样展示自己的缺点。

好的销售人员从来都是直言不讳自己的缺点，他们不拐弯抹角，而是把缺点当成卖点，甚至对其进行夸大。

"你知道这处郊区房产最显著的特征是什么吗？那就是水井里有一头奶牛腐烂的尸体！"

"你说什么？"

"水井里有腐烂的奶牛尸体。这是很长一段时间，这里的房子卖不出去的唯一原因，而且房价还非常高。我这有一位朋友，你可以预定他来帮你清除奶牛尸体，价格是 525 美元。你应该感谢你的幸运，这栋房子的主人短视而愚笨，他只是不愿意处理这个麻烦。我让他在原有房价的基础上又减免了 5000 美元。你简直是在这头牛上得到了最大的好处。"

在上面的场景中，销售人员用降价 5000 美元解决了难题，这才是直面不足的做法。

☀ 危机也是转机

1912 年，所有印刷工人都在加班加点抢印罗斯福总统的提名演讲稿，封面上还要搭配罗斯福总统和其副总统候选人西拉姆·约翰逊。但竞选活动委员会主席却发现大家根本没有争取摄影师的同意就擅自刊登了照片。侵犯知识产权，最高罚款可达 300 万美元。

然而制版已经完成，更换照片会产生巨额花费。但没有人知道为了申请赔偿摄影师会提出什么要求。也许摄影师是民主党人，这就有大麻烦了。最近，民主党一直在蠢蠢欲动，政敌不计其数。也许摄影师甚至会利用照片事件把共和党拖入泥潭。

在此紧要关头，主席发了一则电报："我们计划印制并发行 300 万份罗斯福的演讲稿，并在封面配上罗斯福和约翰逊的照片。对摄影师来说，这是绝佳的成名机会。照片一旦采用，您将拿什么回报我们呢？"

"非常珍惜这次机会，"摄影师回信说，"但我只能付 250 美元。"

主席没有丝毫犹豫就接受了，或许他力争一下，摄影师就乐意付 350 或 400 美元了。

❂ 凯洛格夹心米苏的危机

凯洛格夹心米苏进入市场后的四个月，为推广新产品投入了大量的资金，生产量也迅速增加，但是销售的增幅更大，产品很快脱销。广告没有少做，但产量却无法跟上，顾客争相购买，但谁也买不到。

然而，凯洛格公司通过夸大这些不利因素，很快将危机转化成机遇。凯洛格公司在主要报纸上刊登道歉信，恳请消费者们耐心等待。文章标题是："好吧。谁买了最后一袋夹心米苏？"公司还利用广告平台向消费者解释，公司员工正在加班，争取满足所有消费者的购买需求。

饥饿营销法果真特别有效。

☀ 把"家丑"摆到明面上

建议：

夸大缺点是与缺点和平共处的表现。通常情况下，与缺点和平共处的秘诀是找个方法，开诚布公地夸大自身缺点。还有什么比让家丑外扬更有趣的。

很显然，我并非让你对周围所有人自曝短处，把自己的处境、愿望以及所做的企划案里负面的东西全都曝光。至于哪些说哪些不说，对谁说不对谁说，这都由你来决定。我再强调一遍，这与道德无关。我只想帮你保持身心一致，使你成为你想成为的人。这样成功的概率会大为提高。如果不妨碍身心一致，你想在心里保留点个人秘密，那也无伤大雅。

但是，如果在你看来，对方有权知道事实真相，或者无论对错与否，对方始终会发现真相，那就一定要大声、骄傲地把真相说出来。保持自信是销售成功的关键因素。

"艾伦，其他设计公司会给你更便宜的价格吗？当然啦，他们会便宜许多。但如果他们有机会要高价，你认为他们会放弃吗？人家又不是做慈善的。和其他商家一样，他们也想挣大钱。之所以价格偏低，那是因为他们的设计水平不高，只能值这个价格。我们公司价格高，因为我们对自己的设计价值更有自信。事实上，我们也确实具备这个实力。正因为如此，客户才选择我们，甚至愿意把其他项目预包给我们……"

"不行啊，老板。我周二肯定写不完报告。虽说赶工也能赶出来，但质量绝对无法保证。这样的报告您也不需要。想获得拨款，我们必须加大调查力度，花费更多的时间去做研究。结果一定能达到您的要求。"

大力吹捧消极方面，让丑事外扬，这样你才能把事情摆到明面上解决。要向对方解释不利因素存在的原因，讲明其存在对于我们的利弊。要开门见山地说出真相，而不是让对方自己去发现。如果对方发现你在隐瞒真相，到时情势必定失去控制。

夸大不利方面的潜台词是：没错，这个问题的确存在，就像你所怀疑的那样。我从来没有在这方面和你开玩笑。但很显然，我并不介意你知道这件事，因为我确定你仍然支持我的观点。这才是最重要的因素所在。

> **建议：**
>
> 　　讲出真相是销售的终极武器。只有实话实说才能让多疑者放下疑虑。

以下自曝缺点方法大全会告诉你如何在各种情况下主动暴露自己的不足之处。这些内容与我们在本书中谈论到的许多观点紧密相关。

☀ 自爆"家丑"的8个策略

※ 爽快地去承认并接受那些消极面吧！它也许是你所关心的，也许是对方拒绝或即将提出的抗议。搞清楚细节：了解自己，了解相关的人。

※ 想想对自己和别人来说，主动暴露缺点能收获哪些利益，最后列个清单。

※ 问问自己不利因素的背后是否有潜在的积极因素。"报告要晚交一会儿，因为只有多花时间仔细完成，我们才能获得拨款。"没有不利因素（晚交报告），就没有好结果（得到拨款）。

※ 问问自己，缺点本身是否就是优势所在。克劳德·汤普森的失业经历会让他在下一份工作中更专注、更努力，这正是雇主所需要的。这样一来，缺点（失业经历）就成了优势，或者等同于优势（更理想的员工）。

※ 问问自己缺点本身是否就是优势的证明。"我们公司的设计费比竞争对手

高许多，为什么客户愿意花高价与我们合作？因为我们的作品质量更好。"优势（质量更好的作品）可以从不足（高设计费）中推断出来。

※ 问问自己，自曝缺点时，你能否兼顾平衡性。"没错，老板，我可能是队里射击技术最差的保安。但即便如此，我也应该每年挣 760 万美元，因为我从没有把事情搞砸，所以我是你能找到的最佳保安队员之一。"但这样做要满足一条底线：有没有我，小组均表现俱佳。即便自诩为最糟糕射击手不是什么好事，但你没有打破整体平衡，这就是你的能耐。（无论每年 760 万美元是否足够，反正也不关我的事。）

一个女人向设计师法兰克·洛伊·怀特抱怨，他设计的大厦屋顶漏水，把自己的桌子都弄湿了。"那你把桌子挪一下不就行了？"对法兰克来说，大厦建成比什么都重要，类似于漏水这种小缺陷根本不算什么。反正也没有影响到他。

※ 问问自己如果将缺点和盘托出，你能为现有局面带来什么好处。"我知道以前我们公司曾令您失望过。最近，公司正处于转变期，所有员工都要接受职业再教育。在他们完成课程前，我无法保证您不会再次失望。但我会对全过程进行监督，一个步骤都不放过。根据以往成绩，只要有我的监督，结果绝对不会差。所以我敢向您承诺我们公司一定准时完成任务，并将成本控制在预算标准之下。"劣势转变为优势，你才是关键。

※ 如果以上方法都不适用，那就不要盲目自曝缺点。你需要先把水杯装满，让业主降价或干脆把奶牛尸体捞出来。

我现在就替自己吹嘘一下。读完本书后，你也会像那位人到中年、长期失业的克劳德·汤普森一样，浑身上下都洋溢着夺目的光彩。

第九章

去数字化：
你要如何衡量你的人生

如果用 3 万美元购买一辆现代牌汽车可能太贵了，但若能购买到劳斯莱斯，无疑是用芝麻换取到了西瓜，赚翻天了。如果购买碗碟清洁剂，5 加仑已经是很大的量了，除非刚开始你就打算购买 20 加仑来囤货（或受到销售人员的怂恿）。

在过去数百年中，所有人都学到了一条真理——万物皆是相对的。通过揭露价值、改变标准，出色的销售员将大数字化为小数字。从这个角度看，买劳斯莱斯要比买现代汽车合算得多。

一次，一位国会女议员问我："有项法案的制定将关系到 50 亿美元巨款，我要向一位著名的参议员汇报此事，如何才能兜圈子把巨款的事搪塞过去。"

我摇摇头。"这位参议员可不傻。电视里那些都是装出来的。这么多钱，你根本瞒不住。他是锱铢必较之人，平时喝个咖啡都让下属买单。你唯一能做的只有改变标准。"

"50 亿美元？我要怎么办？那得买多少咖啡啊！"

"50 亿？小菜一碟！去年一年，某国在立法问题上就花费了 170 亿美元。170 亿美元啊！"标准一旦改变，有时候就非得用感叹号不可了。

"这是改变标准的方法之一。"我说，"向参议员说明事情严重性时，在提到具体数字之前，你先给出一个大数字，越大越好。接下来就好办了。"

"这将造福他的选民。"

"对，特别去强调最能对他造成影响的事，强调关系到他未来政治生涯的事。

接着，让对方做决定。你只需保持安静，让他自己提出钱的问题。"

"如果他不问呢？"

"那说明他并不急需钱。你必须让他转变心意。"

"好吧，如果他提了，我就说'比你想象得少多了。'"

"这样说也可以。但我会选择反其道而行，我这样表达：'参议员，需要的经费绝对是笔巨款！'然后，我暂停一会儿，让他想象这究竟是多大一笔钱，对方的心理预估高出实际需求越多越好。你让他改变心意，让他预计到最坏的结果。如果他的估计数量是100亿美元，那获得50亿美元就不在话下。"

"改变衡量的标准。"

"没错。对方心里的价位一旦出来，你就可以表明立场：'没错，只需要50亿美元，每分钱都物有所值。'接下来，你要做的就是反复和对方讲明，为什么50亿美元就够了。语气要慷慨激昂，真心实意，就像你上星期对我说这个事情所表现的那样。"

如果你想将消极面转变成积极面，就去改变衡量的标准吧！

我的问题让人十分头疼，因为它迫在眉睫。你的问题与我无关，因此对我来说就无足轻重。然而，通过改变标准，你的问题也能变成大问题。

我也许生活非常窘迫。但你知道吗？每月只需1000美元，我就能挤进全球最富有的那1%的人行列。即便钱再少点，我也能每天有饭吃、有车开，而且还能住进安装了电话、有线电视和集中供暖的房子。

如果你已经65岁，前半生错过了无数机会，那么想象一下，到85岁时，你是否愿意付出一切代价重回65岁。你还有20年可利用的时光。

这就是所谓"改变衡量的标准"。

☀ 改变衡量的标准，噩梦也会是美梦

大部分情况下，蒂姆·汉尼斯很喜欢自己在生产线上的工作，但有时候，他也会感到乏味。"只要无聊感袭来，我就到后面的露台上边晒太阳边吃午餐。"他说，"随季节而迁居的民工们正在弯腰劳作，不是摘草莓、种草莓，就是侍弄草莓。无论做什么，大家都得弯下腰去。民工们时不时会抬起头来，仰望眼前这座工厂，他们做梦都想找一份这样的工作，堂堂正正去工厂上班，每月有稳定的工资和不错的福利。夏天晒不着，下雨淋不到。浑身上下干干净净，一尘不染。他们甚至吃午饭时都懒得去洗洗。这是别人梦寐以求的工作——我永远不会忘记这一点。"

我们当中许多人一辈子都是专职技术人员，享有坐办公室的待遇，所以大家永远无法理解什么是艰苦劳作：拼命干活却赚不到多少钱，一辈子疲于奔命，永远没有改善生活境况的机会，永远挣不到更多的钱。

如同面临死亡可以让人集中精神思考一样，当抽水工也可以让人头脑清醒。我保证：当站在齐膝深的脏水中，手握线路已经磨损得不成样子的电动抽水机抽水的那一刻，我才彻底醒悟，父亲为什么拼死也要把我们兄弟姐妹送进大学。

> **建议：**
>
> 　　也许你现在的工作是别人梦寐以求的，但那并不意味着这份工作也是你一心向往的，或者你就应该停止追寻自己的梦想。然而它却能说明一个问题——这份工作并不像你想得那么糟糕。

"我的工作简直是噩梦。"一次研讨会结束后，一位女士向我抱怨，"对于噩梦，你要如何改变衡量的标准呢？"

我没有义务替这位女士解决难题，别人也同样没有。我大概是第一个诚实面对现实的商业顾问，我承认，相较于我自己碰到的难题，很多人的问题要难

解决得多。在我看来，这是励志演讲师们需要认识到的一大职业悖论。

有一次，作为励志演讲者，我参加了一场为建筑工人们举办的颁奖晚宴。作为演讲嘉宾，我站在房间后面等待上场。一位中年男士僵直地站在我旁边，很显然，他实在坐不住了。这家伙边听讲话边按摩双手。他的双手已经变形，一看就犯过关节炎，皮肤伤痕累累，有的伤口甚至连肉都裸露在外面，砂砾已经嵌入干裂的皮肤内部，再也无法愈合。

"她有什么好不高兴的，"男士边小声嘟囔，边朝女发言人的方向张望着。台上的女士正在讲《获得成功的二十六个秘诀》，幻灯片已经放映到第11张。"换成谁都得乐滋滋的，来回行程都是乘飞机，演讲一个小时，给大家传播点正能量，然后一大沓钞票就到手了，这么挣钱谁会不高兴呢？先让她一周工作60小时试试，冒着华氏98°的高温在马路上铺滚烫的沥青，然后再回来向我们鼓吹坚持到底、努力工作、态度积极这一套，看她还张得开嘴吗？除了在这里高谈阔论，她还做过什么？获得成功的26个秘密？这女人哪里成功了？只靠这些长篇大论便能成功吗？"

男士暂停了一会儿，上下打量了一番我，很显然，他此时才发现我并不是建筑工人。"你是干什么的？"

"做励志演讲。"我说，"她说完了就是我。"

"我可等不到你上场了。"他气哄哄地说着，然后走开站到了其他人身边。

根据韦勒定律，对不用亲手做某件事的人来说，一切皆有可能。你碰到什么问题或困难，那是你的事，和我无关。我也没有义务替你解决问题。所以，一切只能由你自己来做。

面对噩梦，该如何改变衡量的标准呢？

毕竟，生活是残酷的。海伦·凯勒承受了我们难以想象的痛苦（至少她承受的痛苦比我多得多，而且据我猜测，也肯定比各位多得多），她曾经说过："虽然这个世界充满苦难，但同时，我们也能找到许多方法去克服困难。"

> **建议：**
>
> 　　我没有责任替你解决难题，你必须亲自动手。而且你所谓的苦难和海伦·凯勒的经历相比，简直微不足道。

　　大多数人根本没有经历过真正的苦难，虽然有时候我们认为自己已经惨到不能再惨了。

❀ 是悲剧还是喜剧，标准全由你定

　　何为悲剧，何为喜剧，标准全由你定。对遭遇不幸的人来说，是悲剧人生还是喜剧人生，只在其一念之间。

　　卡西·麦卡里斯特是个小男孩，一次意外的遭遇，让他不幸双腿截肢，一条腿在臀部以下完全被切除，另一条腿只剩约 15 厘米。然而即便只有 0.82 米的身高，卡西仍然热爱运动，打棒球和篮球。来自美联社的鲍勃·鲍姆曾经采访过他。

　　"我知道，"卡西说，"事情已然如此，我根本改变不了，除非医学飞速发展，能让腿自己长出来。既然没有腿，那我就要过没有腿的生活。"

　　卡西过马路时，一位卡车司机不小心撞倒了他。如今，卡西一家仍然与这位司机保持着联系。"我知道，他（司机）也很难受，他的日子绝不比我们好过。"卡西的妈妈说。

　　一家多层次营销公司召开大会，一位顶级经销商正在发言。无论你对多层次营销人员有什么看法，凭借拼命工作、克服了多方面困难，这位男士才有了今天的地位。如今，他非常富有，据估计，年收入超过了 25 万美元。今晚，他将自己的奋斗史娓娓道来。

　　这位先生曾经做过复印机销售员、运送牛奶的卡车司机和公交车司机。他曾被公司开除，也曾做生意失败。当他白手起家成立多层次营销公司时，所有亲戚朋友都嘲笑他。他邀请亲戚朋友们到家里开第一次家庭会议，然而等了又等，根本没有人出现。他从没有忘记这段经历，对他来说，这是鞭策自己前进的动力。

最后，他的努力终于突破了命运的藩篱，他成功了。他和太太坐船出航的当天，这位先生把所有亲戚朋友请来为自己送行。邮轮慢慢离岸，他边品尝香槟边看着码头如织的人群。汽笛声此起彼伏，一艘艘轮船漂流而过。回忆这段往事时，他脸上一直挂着微笑。功成名就之时，他瞪着那些曾经嘲笑自己的人——都是朋友和亲戚，并朝他们竖起中指。

一个人想证明自己或者证明给别人看，自己要比那些人想象的优秀得多，那么这种渴望就是他的人生动力所在。面对这样一个为了梦想而坚持不懈的强者，谁又会忍心去责备呢？只是在我看来，坐着豪华邮轮羞辱那些曾经羞辱过你的朋友或亲人们，在他们面前飘然远去，这根本称不上壮丽。或许这算得上凯旋，但比起那位82厘米高的残障男孩，就远远不及了。

> **建议：**
>
> 别人冤枉你，你却能原谅对方，这是改变衡量标准的最佳方法，能将悲剧转变成喜剧。得理不饶人则会让喜剧变成悲剧。

☀ 宽容是为了自己，而非对方

80%的美国人坚信，只有在上帝的帮助下，我们才能真正宽容某人。但事实并非如此。罗伯特·怀特是一位心理学教授，也是"宽容中心"的创始人。他解释说："宽容的本质是一样的。某些人伤害了你，你却放弃了对他的憎恨，虽然憎恨是理所应当的。你选择了慈爱与包容，即便对方不配让你如此对待。"

至少在你眼中，这个人配不上慈爱与包容。但奇怪的是，选择包容之后你的心情却变好了。

建议：

　　宽容是为了自己，而非对方。也许那个人根本不在乎你宽容他与否；甚至他根本不认为自己做错了，在他看来，这是最正确的选择。你之所以宽容对方，是因为这样做能让你心情变好。如果好好活下去是最佳的报复手段，那宽容就是帮你改善生活的催化剂。

"宽容不同于妥协，"怀特说，"你不必屈服于任何人。但如果宽容对方，你就能打破恶性循环……"

策略：

　　※ 有时候，宽容能够带来和解。这是你送给对方的礼物。在别人看来，你也做过错事，想想对方是如何宽容你的，被原谅的滋味是不是非常不错。

　　※ 改变标准还有另一种方式，当别人错怪你时，别想着是否去宽容对方，你只需想一件事：把自己当成幸运者，而不是受害者。

"我从不在意别人对我做了什么。"一位被公司开除的女士说。后来，公司才以内部公告的形式承认错怪了这位女士。"我只在意自己做些什么才能渡过难关。有时间梳理一下自己以往的成就多好，别把时间浪费在怨恨别人的过错上。"

　　她把所有难题都交给律师解决。这么虚怀若谷，耶稣都难以望其项背，更别提匈奴王阿提拉了。

☀ 改变衡量"敬畏"的方式

有时候，我们真该改变一下自己衡量事物的标准。通常情况下，面对上司或上司的上司，我们会感到紧张不安。这到底是为什么呢？

为什么面对知名人士，心头会被胆怯占据呢？众所周知，无论我们多聪明、多富有、多有权力、长得多好看或多名声在外，内心都难免潜伏着恐惧、脆弱或悔恨。无论你我，人人如此，但有时候，我们就是不相信那些兼具智慧、权力、财富和美貌之人也和你我一样，有着如此脆弱的一面。

柯利犬和斑点狗哪个更聪明，我们很难断定。如果真有外星人，面对地球人，他们也会一头雾水。有些特征在我们看来简直称得上天壤之别，但在外星人看来都差不多。智慧是最令人类骄傲的宝藏，但在阿尔法星人看来，爱因斯坦和傻子一样，谁也不比谁差到哪里。因为在智慧问题上，阿尔法星人的判断准则和地球人的完全不同。

很显然，用阿尔法星人的眼光来看，地球人都是傻子，其智商水平远远低于外星人。

"过去，面对名人我总是心里胆怯，"一位非常成功的高科技领域的企业家说，"直到我在一期电视节目中遇见一位受人尊重的偶像为止。他简直傻极了，不是两条腿穿到一个裤管里，就是忘记扣西服扣子。他为人和蔼可亲，但其他方面简直一无是处，和他待在一起总感觉很别扭。大家都是凡人，缺点是免不了的。"

特蕾莎修女的优秀远非常人所能及。把肾脏捐给陌生人的捐赠者也是优秀的。但和那些真正的偶像相比，我们更容易被金钱、名誉或外表所震撼。

为什么成功人士（在大多数人看来，拥有我们无法拥有的东西就是成功）远比那些秉持人道主义精神的伟大偶像更有影响力呢？

想检验一下自己的价值观吗？那就考虑如下问题：某个人变富了，也许他的钱是偷来的，也许他买彩票中奖了，也许中奖号码是彩票贩卖机自动选择的，他一点儿脑子都没有动。即便如此，面对这些暴发户，大家却百般热情、极力讨好。这么做也是可以理解的。在利益面前，我们都想分一杯羹，所以特意讨好暴发户也是合理的。虽然可以理解，但这种行为并不值得提倡。

然而，接下来的事却有些莫名其妙，在世人眼中，有钱人更值得尊敬，对社会更有价值。人们尊敬他们，有什么困惑都愿意请教他们，对他们的意见，大家均诚心接纳。能和有钱人在一起，大家都觉得脸上有光。

一个人的钱包鼓就能被别人高看一眼，即便他的家产是继承的，世人也毫不在乎。财富世家更能得到社会的尊重，因为财富是一个人社会地位的象征之一。但对于那些从祖先那里继承财富的人而言，他们的家族很有可能几代人都没有做过任何对社会有益的事情。

建议：

有时候改变衡量的标准，需要检验我们的价值观。

☀ "耍大牌"无法建立起威信

这个世界上就是有马文这样的人，他们的一大爱好就是"耍大牌"。

"马文就是要让你知道，和我们这样的人相比，他真的是太重要了。"与马文合作过的一位供应商抱怨说，"每次开会他都会迟到；打电话时完全不顾及对方的感受，就知道大谈特谈自己的高尔夫球技。他有间巨大的办公室，办公桌也很大，那高高在上的皮革座椅简直和王位差不多。反之，给来访者坐的两把布艺椅子又小又矮。但最可气的还是他将这两把椅子的前腿锯短了，所以你坐上去非常不舒服，大腿上什么都放不了，放什么都向下滑。"

"这是老把戏了，"我说，"精神分析师就爱搞这一套。"

"当然。我也听说过，但我没有想到居然有人不怕麻烦，真做得出来。无论你说什么，他都一副事不关己、高高挂起的模样。你边说他边摇头，好像他多聪明，他对你说的话根本不屑一顾。当然，你做什么都不对，或者他认为你根本不可能做出一件正确的事。"

"他的借口是最糟糕的，"我继续说，"而且一张嘴就大喊大叫，对你提出一大堆要求。"

这位供应商开口笑起来："你知道马文？"

"我也在销售界混。干销售的没有人不知道马文。"

供应商点点头。"说马文难伺候就像说癌症招人烦一样。在这位瘟神的谆谆教导、手把手地照顾下，我每天度日如年，花在解酸剂上的时间比花在做账上的时间都多。后来有一天，我接到一个电话。"

"马文打给你的？"

"别傻了。马文这么大腕儿，怎么能亲自给我打电话呢？是马文的秘书打来的。她说，'马文先生要和你说话，请紧握话筒不要挂断。'这是典型的马文式说法，接下来你就至少要等待 20 分钟。但是我可受够了，我拿起话筒迫不及待地对秘书小姐说，'除非是他的花瓶妻子，否则我可不愿意浪费时间。现在我正忙着撤销他的最后一个命令！'"

为什么我们必须屈服在马文这个家伙的脚下呢？他哪里值得我们敬畏呢？就因为我们内心极度缺乏安全感，他就觉得自己高人一等吗？其实，这个男人很可怜。他穿着名贵的西服，双腿跪在地上锯椅子腿。还有什么场面比这个更不堪入目的吗？

建议：

通过威吓别人给自己建立威信，这种人没有什么可怕的。

通常情况下，耍大牌的人会告诉你，他在与全世界竞争，如果不虚张声势，他根本不相信自己会成功。这的确是事实。他们所做的一切就像是在吹气球，他们感觉他们的人生就像是自己吹大的气球一样，在一次次的鼓吹中自我膨胀，通过这样的途径来获取表面的优越感和内心的成就感。你没有必要去敬畏这样的人，更多的应该是去同情。

☀ 衡量的标准是什么

想想这个星期或这个月里，可能发生在你身上的最糟糕的事有哪些。然后想象在这件事发生之前，你最爱的人将会在不久之后离开人世。这样一来，那些压得你喘不过气的会议还称得上急迫吗？你还至于为了它心神不宁、寝食难安吗？出席任何会议在此时都是一件小事。

> **建议：**
>
> 　　你最爱的那个人，活在世上的时间是非常有限的，其实你又何尝不是呢？

据估计（这句话通常的意思是"我相信"），在生命中最严峻的形势和残酷的事实面前，我们所害怕的事情有 99.9973% 都变得无足轻重。这些残酷的事实包括：一段伤痕累累的失败婚姻、自己的小孩得了精神分裂症或胃癌。

☀ 几个关于衡量标准的议题

第一个问题：两亿年前，在佛罗里达州中部爆发了一次持久的火山喷发，地球上许多生物遭遇了这场浩劫。这块古老的超级大陆被劈成两半，大西洋由此诞生。对你和我而言，今天的生活可能过得糟糕透顶，但即便再糟糕，其程度也赶不上火山爆发。无论当下让我劳心费神的是什么，我都敢肯定，其严重程度绝对不会超过两亿年前的那次火山爆发。

第二个问题：在《走出深夜：一个生物学家对于未来的看法》一书中，诺贝尔奖得主穆勒让读者将人类历史想象为一根绳子，一端系在波士顿公园旁的马萨诸塞州议会大厦处，另一端系在摩根先生位于华尔街的办公室的办公桌中央。（小时候我经常去那里散步，我能证明，直到现在那里仍然布满了原生质。）

细胞开始繁殖、分化和突变。从马萨诸塞州、罗得岛州再到康涅狄格州绳索上的生物，大家都不知道他们的名字。直到进入纽约城，四只脚的陆生动物才开始出现。到了哈林区，第一批哺乳动物和鸟类诞生。最后一只恐龙足迹留在 42 街。接近梅西百货公司的地方，猿猴类开始进化。在进入摩根大厦之后，尼安德鲁人才开始出现。在穆勒看来，"人类是智慧生物，他们的第一架遗骸留在了摩根先生的办公室里，距办公桌只有 2.29 米远。从这里再延伸 0.91 米，人类社会的最初文明才开始萌芽。"

"在办公桌上，距中心 0.30 米远的地方，站着的是图坦卡蒙（公元前 14 世纪埃及国王）。距中心 0.14 米处标志着罗马的衰亡与黑暗时期的来临。而距离中心 0.04 米的地方是美洲新大陆的发现和哥白尼宣言的发表（肯定日心说，否定地心说）。通过该学说，人类开始了解这个广袤的世界，逐渐认识到自身的渺小。"接下来，距离绳子末端 0.012 米的地方，亮起了工业革命的第一道曙光。而距离末端 0.01 米，达尔文提出生物进化论，人类才终于体会到自身和世间万物的种种密切联系和渊源。"

穆勒的理论发表于数年前，但他的观点今日依旧适用。所有人类史都集中在这 67.08 米长的生命线上，人类大部分历史是在最后 0.30 米才发生的。

从整个宇宙来看，地球是多么渺小，多么微不足道。

现在，我告诉你，我对工厂里那个经理是多么不以为然。

第三个问题：剧作家汤姆·斯托帕德说过："永恒是一个恐怖的想法。我的意思是，它的尽头到底在哪里呢？"如果你思考过这个问题，你就知道，天文学家告诉我们太阳会变成红色巨星来毁灭地球，时间大约是 4000001999 年后，到时候地球上的所有生命都将灭绝。不过，天文学家并没有说具体是哪个月。

第四个问题：想象一下，从整个英国那么大，然后开始逐渐缩小，变成房子、人、原子，最后成为原子中的质子。从理论上说——在质子和其他亚原子粒子中间挤满了量子泡沫。量子泡沫比质子小很多，就像质子比英国国土小很多一样。

第五个问题：之前我多次提到，人与人之间的相似点远超过不同点。我们到底有多相似呢？99.9% 的基因组成都是一样的。

☀ 根本不必去想，全凭本能支配

众所周知，有些时候人与人之间会做出伤害彼此利益的事情。但是，我想用一些微小的现实来衡量这个问题。

例如，想象你在开车，你系着安全带，但你最讨厌的人就坐在副驾驶位上，而且他没有系安全带。突然，前面一辆装载啤酒的卡车闯红灯，而你不得不紧急刹车。

你伸开双臂来保护这个你最讨厌的人，这是很平常的自然反应。

想象一下，你正走在人行道上，前面有位老太太。突然，她的脚踩到一块未融化的黑冰，双腿猛然向前滑去，眼看就要磕到脑袋。这时，你的第一反应肯定是大步跳向前，用自己的身躯挡在老太太脆弱的头颅和人行道之间，根本没有时间考虑自己是否会摔伤，或者身上昂贵的外套会不会就此损坏了。

"如果我在事情发生时有时间思考，那我肯定不会挺身而出。"曾经，有人用讽刺的语调这样对我说，"至少对那个我讨厌的人，我绝不会这么做。"

这才是重点所在。你根本不必去想，冥思苦想的结论也未必就是答案，如何去做全凭当时的本能支配。人是社会性动物，无论这种社会属性多么不完美，它都是约定俗成，不可改变的。人类都有着保护别人的渴望和需求。这个发现让我十分振奋，尽管我们自身还存在着某些不同的倾向和特质。

☀ 正确看待"我们正在进步中"

我们正在进步中。这件事必须正确看待，因为人类仍然相互伤害，并乐此不疲地重复着。科技的飞速发展也扩大了伤害的范围和程度。但当下的我们也不至于太过悲观，毕竟人们对于这些伤害都心存恐惧。在过去，尤其是在匈奴王阿提拉的时代，相互杀戮是被大家所接受的。

如今，人类不再相食。虽然今天的有些专家偶尔还会给我们提一些稀奇古怪的点子，但所谓的大师建议用牺牲婴儿性命的方式来求雨的时代已经过去了。

进步的确在发生。虽然有时候我们的行为也可以用野蛮来形容，但若放在大背景下考虑，人类的确文明了许多。就在数年前，还可以任意买卖死刑犯，你可以买一个回来，把他大卸八块，让朋友们开开眼，大家一起寻点乐子。除此之外，还有一个非常流行的家庭娱乐项目：把两个盲人关进狭窄的猪圈，每人发一根木棒，命令他们互相殴打，直到一方被打得失去意识或死去为止。和以上这些残忍的娱乐方式相比，也许世界摔跤大赛还不至于那么糟糕吧！

☀ 改变用数字衡量成功的标准

改变衡量的标准，其目的是帮你看清事实，而非模糊事实。衡量标准存在偏差，我们得到的事实就会被笼罩上一层迷雾。

除非将数字放入某个标准、某个语境中，否则它是没有意义的。30000 美元是一大笔钱吗？那要看对象是现代还是劳斯莱斯了。对本书而言，以下这个故事绝不能省略。

1990 年，国会议员、律师吉姆·罗根被指派针对一起人人皆知的地方性案子提起诉讼。一位男性喝下十瓶啤酒后，开车撞死了两名妇女和两个孩子。

当所有证据都呈上法庭，检控、辩护双方全部发言完毕后，罗根开始做最后的结案陈词。他慢慢从椅子上站起来，拾起手提箱，一句话不说地朝陪审团走去。接着，罗根打开箱子，拿出一个玻璃杯和一罐啤酒，并把玻璃杯放在陪审团座席的栅栏上。他打开啤酒罐，把啤酒倒入杯子。然后，罗根又拿出一罐啤酒和一个玻璃杯，重复相同的动作。如此循环往复，直至倒完第十杯啤酒。

罗根先看看被告，又看看事故中的幸存者，接着看看陪审团。然后他打了个响指，坐了下来。整个过程中他一句话都没有说。

不到 45 分钟，陪审团便宣判被告谋杀罪名成立。

时间追溯到 20 世纪 50 年代，罗伯特·麦克纳马拉担任福特汽车公司的董事长。当时，财务部门坚持认为公司必须关闭一个生产厂用以削减成本。但在高层会议上，虽然大家都不赞成关闭工厂，但没有人愿意挺身而出与财务主管对抗。

最终，一位德高望重的高管问道："为什么不把所有工厂关闭呢？这样岂不更省钱。"

正是这句话改变了会议局势，使得这间工厂免于遭受倒闭的厄运。

☀ 换一种衡量标准来平衡压力

如今，在快节奏的工作和生活里压力总是与我们如影随形，但我们也可以将压力视为是一种衡量标准。专家认为，你对于某件事情存在着压力反应，是一种通过学习得到的行为。因此，我们可以换一种衡量的标准来平衡压力，用一种新的视角去审视生活。当然，或许你会说，这些专家又不是同你一样需要做你的工作，他们或许无法设身处地站在你的角度去全方位考虑和处理问题。事实上，令你感到压力倍增的并非是那些外在的事物，而是你自己的身心在捣鬼。外界事物只是导火索而已，它们并不是根源。

策略：

　　※ 问自己：这件事情处理起来真的那么有压力吗？重压之下，你能得到什么好处？

　　※ 有意识地为同事们减压，改变已有的衡量标准，不把当前环境视为压力的来源。这样做非常有效，减压效果极其惊人。

　　※ 有时候，简单后退一步，你就能改变衡量的标准——舒缓压力，放松身心，走出办公室享用午餐。如果有效，偶尔早退也可以，如周五下午早下班一小时，夫妻俩一起看场电影。很快，你的压力就会减轻许多。

　　在一家日本公司，员工每天都通过跳草裙舞来减压和放松。保罗·希恩是位建筑设计师，同时也在戴尔·希恩有限公司担任首席财务官（CFO）。该公司坐落于加利福尼亚州凡吐拉市，在该地是首屈一指的不动产经纪公司。保罗之前还是位音乐家，在心灵减压方面，他做得非常好。需要休息时，保罗会关掉手机，关上办公室门，以免被别人打扰，然后他会拿起吉他开始弹奏。

　　"作曲时，我的精神高度集中，整个过程大约持续15分钟到20分钟。"他说，"沉浸在音乐世界中后，压力被完全释放，工作的事情瞬间飞到九霄云外。"

策略：

　　※ 在一天中，每隔一段时间就放空自己一分钟，每天坚持。闭上眼睛，想象自己正躺在百慕大的沙滩上，或者在圣莫瑞兹山的斜坡上滑雪。就像啤酒广告中的广告词，"人生有了新纬度。"暂时放下某个难解的问题，也许答案自然会浮现。

　　※ 通过别人的眼光看问题虽然无法立刻帮你解决问题，但你却可以获得新思路。这就是同伴互助模式非常有效的原因。当然，和单打独斗相

比，群策群力能让你获得更丰富的经验。通常情况下，在绝对安全的环境下发泄怒气，或者在公司外面发泄怒气，这些都可以起到给头脑降温的作用。只要冷静下来，再难解决的问题都能解决。

※ 在业余时间找点有意思的事来做，别总把心思放在工作上。要做到这一点很有难度，尤其是当你认为工作繁忙是无法顺利发展异性关系的主要原因之一时。熊猫也是如此，一旦被关起来，他们就无法顺利繁殖后代。

如果性爱或者至少是夫妻间的性爱，仍然无法让你将注意力从工作上转移，那就尝试用一种对你有帮助的方法。比如，学学跳舞或乐器，进行体育锻炼，参加垒球或保龄球俱乐部，报名学习成人课程，短途旅行，在小镇中过夜，收集火柴盒封面或类似圆形物品的封面，或者做一些你之前没有尝试过的事情。

如果想把注意力从工作中转移出来，那就找个工作之外的话题。20世纪70年代早期，我的一位好朋友每天念叨着"保罗·麦卡尼（披头士乐团的成员之一）已死"的传言。

"我有些担心这件事情，"他说，"这样一来，我就不用为其他更重要的事费心了。"

如果其他方法都不管用，不妨去担心保罗·麦卡尼。《愚蠢的情歌》和《昨天》难道是同一个作者写的吗？如果作者不是比利·席尔斯，那还能有谁呢？这里到底发生什么事情了？布莱恩·爱普斯坦（披头士的制作人）和约翰·列侬知道得太多，所以被人灭口了吗？还有玛丽莲·梦露又卷入了什么阴谋呢？

建议：

如果你没有业余时间，那就自己挤出时间来。

在下一章中，我将详细谈谈如何利用业余时间。现在我只想强调一点，改变衡量的标准对于公司、个人都有很大的好处。你知道吗？一项研究表明，光下属犯头痛病这件事，每年就能给公司造成 170 亿美元的损失。

在《现代的疯狂：工作与情绪冲突之间的隐密联系》一书中，道格拉斯·拉皮耶写道："70% ~ 90% 的疾病都是压力引起的，或因压力而加重，这每年为公司造成的损失大约为 750 亿美元。员工常见的疾病有高血压、心脏病、抑郁症、焦虑症和其他疾病等。"联合国一份名为《工作压力：20 世纪的流行病》的报告指出：每年，在美国由于工作压力造成的经济损失高达 2000 亿美元。

2000 亿美元，这可不是个小数目。

至少按大部分的衡量方式衡量，这都是一笔巨款。

第十章

保持饥渴感：
如何拥有源源不断的动力

一本商业咨询书中倘若没有作者白手起家的故事，势必会给读者留下些许的遗憾。

下面我就向各位分享一下我自己的故事，也许大家都在盼望着这一刻。我的经历谈不上"艰苦"。前文提过，我父亲在波士顿当律师，早年毕业于哈佛大学法学院。我家共有七个兄弟姐妹，所以谈不上家境富裕，但我也不至于穷困到在哈莱姆和阿巴拉契亚山脉讨生活。最潦倒的时期是我在圣母大学度过的四年，这所学校坐落在印第安纳州的南本德，那里的天气就没有放晴过。

很显然，这种家庭背景不容易产生励志大师。但凭借着勇气、自负和一丝刻苦努力，我克服了这些困难；所以当我 30 岁时，我几乎和任何一个辍学的学生一样捉襟见肘。但我并没有宣布破产，也没有染上毒瘾，更没有妻离子散。没错，我的确已经取得了些小成就，但没有一项是我满意的。

当然，如果早知道自己会成为一名作家，或者成为一名给予人们自信心的励志演讲家，前些年我就会想方设法让自己再穷困潦倒一些，处境再悲惨点。但当时我还很年轻，考虑到家庭背景，那种情况对我来说已经是最大的失败了。一无所有，自信心完全崩溃，这太糟糕了。和周围的成功人士相比，我简直一无是处。

从那一刻开始，我决定要从一些简单的事做起。我想看看我能做到什么程度，于是我决定找份正式的销售工作后尽全力去做。我决定，即便我感到非常疲惫，即便我只是想缓一缓松口气，不论是我超额完成了目标，还是我落后于目标，我都要克服困难，尽全力去做。

和许多人一样，我知道自己会比现在更优秀。30 岁的时候我承认自己是个失败者，但努力也会做出一番成就，就好比现在的我。但说实话，我到底有多优秀，这一点我也不确定。即便之前取得过一些成就，但我从未尽全力做过某事。到目前为止，一回也没有。所以从现在开始，我要丈量自己的真实能力，我要将销售作为人生的试金石。

由于之前有丰富的创业经历，我顺利进入了一家在财富杂志排名前 100 位的大公司。我不确定自己是否能胜任这份工作，更别提能否获得成功了。公司安排我进行为期 5 周的入职培训。培训刚结束，经理就让我独当一面。当时，他忙着为晋升做准备，根本无暇顾及销售管理。我跌跌撞撞地走马上任开始做管理的工作，混了两三天，什么都没有卖出去。

我考虑过辞职，虽然没有付诸实践，但我的确认真考虑过，不是因为工作困难，也不是因为赚不到钱。我还在担保期内——可以得到赔偿金，就像我已经完成了销售指标一样。

我拼尽全力但结果并不理想，内心经历了短暂的在辞职的边缘徘徊的时期，但我很快又重拾信心，因为我不想再去面对更多的失败。

转身就走总比承认失败要容易得多。用尽全力却依旧无法成功，到时你只能承认自己的确能力有限，这对自己的伤害是残酷的。我害怕这一天的到来，害怕承认自己能力有限。我宁愿相信自己有无限潜力，只是目前无法发挥出来而已。这是我的底线，我必须守住底线。

幸运的是，我最终保全了心底那份脆弱的自尊。我为自己制定了一系列短期目标：下次电话销售做到最好，下下次也做到最好。很快，我就搞定了一笔小生意。又打了两次电话，我搞定了一笔大生意。在此之后，事业便越来越成功。

这就像是一次启示。我知道了自己能和大人物们打交道，并且能够成功。我还必须知道：我还能走多远？我能取得多大成就？在销售领域，钞票是衡量成功的唯一标准，所以我想知道我还能挣多少钱。

第二周，我挣了 6000 美元。这是个不俗的成绩，尤其是在 20 世纪 80 年代，这个业绩简直太了不起了。特别是当时，我的存款还是负数。当年，在全公司

900 名销售员中，我的业绩排行第一。从那时起，我一直稳居销售冠军宝座。即便在商业领域，销售员也很难开创出属于自己的一片天。每年，同事们都得从头再来。在公司内部，我的工资水平仅次于公司总裁。

很显然，我在工作中已近乎全力以赴。首先，我牺牲了大量业余时间。其次，这确实需要点运气。通过摸索，我减少了工作时间，但工作效率却没有降低。最终，我的工作时长和那些工资相当于我 1/3 的同事一样多，甚至有时候还少于他们。

刚开始，我的确想过辞职。刚入职的三天足以改变我的一生，我差点就辞职了。如果当时选择了放弃，我永远无法知道自己有多么优秀；也许现在，我只能在一家二流公司工作，年薪只有 3.5 万或 4 万美元；我将错过很多宝贵的机遇，甚至一辈子也达不到如今的人生高度。

那时的我没有机会写书，只能在别人的书里搜索一些成功的秘诀。

总之，千万别迷醉在成功的安乐窝里。

☀ 从成功的安乐窝里爬出来

我制订了一系列措施，防止自己迷醉在成功的安乐窝里。首先，在事业发展方面，制订终极计划时一定不要带数字。如此，你的终极目标、短期目标、中期目标和长期目标便能保持一致：你只需要看看，如果拼尽全力能取得什么样的成绩，那么成功与否便一目了然。其次，在每天、每周、每月，将自己的潜力发挥到极致。通过相互间交流，每天、每周、每月，你可以根据具体情况随时调整前进的步伐。

照此模式坚持下去，即便超额完成任务，你也不会放慢脚步；即便进度落后，你也不会轻言放弃。

"上大学时，我的成绩不是 B 就是 C，"一位成功的高级经理说，"直到某学期，几个教授的态度激发了我的斗志，从此，我发愤图强，终于挤进了优等生的行列。从那时起，我意识到了自身的巨大潜力，我的成绩就没有低于 A。同样，作为经理，我总喜欢在中间偏上一点的位置徘徊。一次，我错过了本该属于我的晋升机会。上司居然把更好的职位给了那个远逊于我的人，我闭着眼做事都比他强啊。因此，我开始奋发图强，我必须做出点业绩来给他们看看。最终，我当选为大区总裁之一。从那之后，我意识到了自己的能力，我就牢牢坐稳了这个位置。"

他也经历了我曾有过的那个阶段的成长历程。"现在我更加专注做好每一份工作，"他说，"但度过适应期后，我发现，和一直保持中游水平相比，保持优秀也并不需要花费比前者更多的时间。"

我们都知道自己还有巨大的潜能未发挥出来。我们也知道自己其实能做得更好。但通常情况下，大家仍然甘心安于现状。"每个人都蕴藏着巨大的潜能，只是我们看不到而已。""拓展训练"创始人库尔特·汉恩说，"如果我们能看到自己体内蕴藏的巨大潜力，也就没有人愿意浑浑噩噩地度过余生了。"

不要迷醉在成功的安乐窝里，但前提是你要有打破现状的主观意愿。

建议：

好的领导要让下属们认识到自身所蕴含的巨大潜力。只有这样他们才不会甘于现状，才会奋发图强。

杰出的领导者要帮助下属克服对于失败的恐惧，克服对于全力以赴的恐惧。因为如果存在这样的恐惧，他们自然不会拼尽全力。没有人愿意让周围的同事、老板或自己知道——自己根本没有所谓的潜力。这是最可怕的。

建议：

只有自己不再恐惧失败，才能帮别人克服恐惧。如果你自己都畏惧面对失败，那下属就更别提了。

盲目乐观的人会告诉你人生无极限，无论什么事，只要你想做就能做成。这种话虽然听起来很悦耳，但当你真正触碰到自己无法突破的局限时，便会被眼前的限制搞得鼻青脸肿、落花流水。

你的能力是有局限的，我也一样。我们都是人，都有局限，都会犯错。这是事实。虽然总有人用一些陈词滥调向我们散布着不同的意见。

下面是我要说给你听的一些陈词滥调：你能做的远超你的想象；你的能力有局限，但是这些局限是可以突破的；不断行为，不断练习，冲破这些局限；你可能从来没有将潜力拓展到极限；大多数时候，我们在我们自以为的极限面前止步，而不是我们真正的极限。

我不知道你的潜力在哪里，很可能连你自己都不知道。也许你的确该自我审视一下，看看自己的潜力究竟体现在哪里。除了每天都能用得着的电视机外，潜力是这个世界上最没有用的东西——如果你不将它发挥出来。

不论以什么标准来衡量，有史以来最成功的美国人非本杰明·富兰克林莫属。在每一天晚上睡觉之前，不仅仅局限于他一个人睡的时候（这家伙的女人缘非常好），富兰克林都要回顾一下白天发生的事：评价自己做过的每件事，思考如何才能做得更好。他拥有哲学家、科学家、发明家、外交家、革命者、出版人、内阁成员等身份，他最糟糕的一天，可能比我们最好的一天都要更成功。对富兰克林来说，成功是远远不够的。"成功，"他说，"可毁了不少人。"

真正的成功，是永远不会迷醉在成功的安乐窝里。

☀ 挑战新领域才是乐趣所在

通常情况下，不迷醉在成功的安乐窝里是装满杯子的最佳方式。如果你觉得自己没能得到想要的认可、尊重、进步或回报，那就努力奋斗，凭自己的力量把杯子装满：最大限度发挥自己的潜能，看看会取得怎样的成果。

你努力工作的结果，让你觉得对公司有所亏欠吗？

如果是这样，那可真是不幸。

你努力工作的结果，让你觉得对自己有所亏欠吗？

如果是这样，那可真是悲哀。

你会失败吗？当然，这才是所谓的挑战，这才是乐趣所在，这才是成长的契机和把握机遇的时刻。一场永远不输的游戏有什么意思呢？也许你非常想做成一件事，虽然你时时刻刻奋斗不止，但结果总是不甚理想；而其他人没有那么高的心气，却能轻而易举获得成功。有些天资较高的人，却终日无所事事，让时光在百无聊赖中匆匆溜走，他们只是等待机会，却从不主动争取机会。

一位成功的首席执行官决定接管一个不同领域的新公司，他立刻给朋友打电话："我之所以愿意赴任，就是因为我做梦都没有想到自己竟会投身这个领域。"他说，"这话也就对你说说，我真的被吓坏了。当然，自信很重要。但这回不一样，我面对的是完全陌生的世界。无论外表看起来多么自信，但做完全没有做过的事，绝对有自信是不可能的。这其中包含着挑战、恐惧和乐趣。至少做起来会很有意思，不会感到无聊。"

当安德烈·荣格成为雅芳公司的第一位女性总裁，也就是在世界500强企业担任首席高管的第四位女性老板时，她谈到了自己的感受："我会慌乱，会感到些许恐惧吗？当然。这种感觉不错吧？的确如此。"

❀ 你还在"拼命"换业绩吗

日语里有个专门词汇：过劳死。最近的一项调查声称：40%的日本职员害怕他们将死于工作过度。

过劳死绝不是我所说的成功。我们说不沉醉在成功的安乐窝里，并不是说让你做个工作狂。这种一根筋的想法，只会让你筋疲力尽，而不会让你获得更高的成就。不沉醉在成功的安乐窝里，只是说你要从你一生中调配一些时间给某个特别的追求，在这段时间里你要尽最大的努力。而且无论你有什么样的理由、借口或是困难和诱惑，你都要迎难而上，尽最大的努力。

建议：

※ 集中精力办好一件事，不要一心多用。打开太多程序，电脑也会变慢，甚至死机。一心多用的结果往往是什么都做不成。有句老话说得好：一根蜡烛两头烧。

※ 该工作时，就专心工作。

※ 业余时间别想工作，专心做与工作无关的事。

很显然，在当今社会，即便是业余时间，你也可能干着和工作相关的事。有时候的确如此。然而，要想装满杯子，一般来说你必须尽可能舒适地度过工作时间，并且在工作时间尽可能提高工作效率。

"如果工作时长和别人一样，"史蒂芬·怀特说，"我的工作量也会少得可怜。"这句话道出了事实。

幸运的是，大家已经意识到，加班成了生活常态并不是光荣的象征。相反，它映射出哪些地方肯定出了问题。

建议：

※ 如果你发现自己没有吹牛的资本，那就找点出来。

※ 如果你发现自己经常和别人吹嘘上班时如何加班加点，那就说明你在工作上花费了过多时间。

※ 聪明的人从不向别人吹嘘自己如何加班加点，他们只会向别人抱怨工作过量。

"在办公室中，衡量成功的标准是努力工作的程度。"《时间的束缚》的作者艾丽·霍奇费尔德说，"如今，加班这个词已经固化在我们的脑海中。不用老板催，我们就自愿加班。"

经理的能力越强，他完成工作的时间越短；一个好的员工能够保持身心健康，兼顾工作效率；一家精明的公司重视员工价值，从不对员工过度压榨。

然而在咨询过程中，我经常听到这样的抱怨："这个公司就是如此，只要不早来晚退，周末不加班，老板就认为你不尽职尽责。"我还见过胆小如鼠的经理，他们每时每刻龟缩在自己的办公小隔间中，假装忙得不可开交，老板不下班，他们绝不敢走。无论时间多晚，无论工作效率多低，如果胆敢先于老板离开办公室，第二天不被老板批评，就被同事议论。

我遇到过一位管理者，每天晚上，他都要搬一大堆工作回家。有时候，工作积压过多，他甚至还得开车跑两趟。我认识他后，他承认自己晚上从不工作，晚上怎么把工作搬回家，第二天他再怎么搬回公司。

"别笑，"他边说边拍拍那摞打算晚上带回家的文件，"大家公认我是办公室里工作最努力的。比起成就来，老板更看重下属的口碑，相信我。"

❧ 不要把行动力与生产力混淆

有人经常会忘记，工作中效率永远是第一位。我喜欢拿结果说话，用工作成果来衡量下属的表现。做普通员工时，我想在业务上精益求精，这样就不用费尽心思讨好任何人。因此我可以省下不少精力，把心思都放在如何提高生产力上。

永远不要把行动力和生产力混淆。无论你在工作上投入多长时间，无论你看起来有多忙碌，到头来只有结果最重要。

建议：

商场如战场，一个人的功夫如何，只有结果能够充当唯一重要的衡量标准。

这是一个令人振奋的消息。最近，有些管理者已经不再吹嘘自己如何加班加点，他们更看重如何在规定时间内高效地完成工作，既能保证工作数量，又能保证质量；回家还能充分享受生活，以饱满的状态迎接新一天的工作。

建议：

别受公司、上司或老板的影响，别为自己不是工作狂而有负罪感。

工作狂们全都或多或少存在人格上的问题。如果对异性不感兴趣，你是否会有负罪感？如果把对象换成巧克力呢？如果不想把一辈子浪费在打高尔夫球、游手好闲、阅读或看电视上，你会有负罪感吗？一辈子不想喝酒，你也会有负罪感吗？如果以上问题的答案是否定的，那不想把一辈子花费在工作上又有什么不合理的呢？

芭芭拉·高尔斯基承认自己是工作狂，她甚至在博士论文中对工作狂现象作了细致的分析。"只有在工作中，我才能找到自尊，找到生命的意义。"她说。如果你能在工作中找到快乐，那很好。但全美国大部分工作狂表示，经常见见配偶和孩子还是非常重要的。

作家泰德·贾纳斯（美国传媒大亨）相信，有时候，我们太容易专注于事业，却忽视了生活中更重要的东西。这是因为"工作是可量化的，而生活并不是这样"。在工作中，我们必须追求业绩，必须知道自己现在处于什么位置。通常情况下，针对工作的评价都很直白，你立即就能获得相应反馈。"去学校看孩子演戏，还是熬夜完成一篇和升职加薪息息相关的报告，你要如何选择呢？"

哪种才是利用时间的最好方式呢？

☼ "从针眼里得到骆驼"

不沉醉在成功的安乐窝里，还意味着永远不要只沉溺于物质层面的成功。本杰明·富兰克林是第一个提出此观点的人，他认为生命中持续的满足感是无法通过购买物品获得的。

每位大师、每个宗教在把奉献箱传到我们手上之前，都会告诉我们：快乐是金钱买不到的。然而即便如此，我们仍试图以金钱换取幸福，获得经济上的安全感。这当然没有什么错。但那真的是你想要的全部吗？

"安全感和迷信差不多。世上根本不存在这个东西……生活要么是一场勇敢的冒险，要么就失去了任何存在的意义。"

海伦·凯勒这句话说得真好。但在我看来，不必重复她的经历你照样能从平凡的日子中体会出生命的崎岖和险阻，生命过于坎坷并非什么好事。

最近一项研究表明，和普通人相比，那些将发财作为人生主要目标的人更容易患焦虑症、抑郁症以及导致更为严重的行为异常和身体异常。罗彻斯特大学心理学教授理查德·莱恩博士将此现象称为"美国梦的黑暗面"。他还补充说道，美国文化正是建立在那些对我们精神健康有害的众多因素上。"越追求物质上的满足，我们越不满足。"莱恩说。我们追求的满足感全部都是昙花一现。

泰德·特纳的父亲毕生的梦想是要成为百万富翁，他最后实现了。在他看来，自己什么都不用做了。泰德认为父亲之所以在53岁那年选择自杀，这个是主要原因之一。

当然，问题不在于富裕。富裕没错，我从没有说富裕有错。首先，我自己就想变得富裕。其次，就算我这样说了，也没有人会在意。无论好坏，还是不好不坏，我们今天所生活的这个世界，已经不再是耶稣曾经所教导的那样：富人进天堂比骆驼穿过针眼还要困难。我不知道这样的发展是好还是坏。但我从不觉得贫穷本身是什么特别高贵的事。无论如何，我的工作是帮助人们得到他们想要的，而不是试图说服他们去追求我认为他们应该追求的东西。

然而，在我看来，富裕本身不是问题，我希望全世界的人都是富裕的。问题在于莱恩博士所说的"将发财作为人生的唯一目标"。

有人曾说，生活就像光着脚杂耍。你拥有五个球：工作、家庭、健康、朋友和精神。工作是一个橡皮球，掉在地上还会弹回来。（我认为这个家伙肯定没有在我曾经工作的公司工作过，但是你能明白这句话的意思。）其他四个球是玻璃的，如果掉在地上，你一辈子都将走在它们的碎玻璃上。那么，你可能将失去很多乐趣。

建议：

如果无法在人生其他方面找到满足感，你肯定会一头扎进工作中。但工作能给你的极其有限，你无法对它过度要求。

终章

发现快乐的能力：
如何把工作变成一种享受

现在，我们要来谈一谈性。

这个话题肯定能激发你的兴趣，从性出发谈销售是个很好的前奏。我要向你推销一个概念，这是本书中最简单也是最不言而喻的概念，我甚至不需要去推销。但是，这个概念也是最难推销出去的。究竟是什么呢？

它就是——享受。

永远别陶醉在成功的安乐窝里。但如果你喜欢，可以将享受视为额外的策略：也就是将水加满的十大策略外的第十一个策略。

为了推销这个概念，我要谈一谈性，同时也会和大家深入探讨销售的门道。相比性爱，我明显要更擅长销售。

我要告诉销售人员的第一件事，也是最重要的一件事就是，销售和做爱没有差别，如果无法从中获取快乐，那就说明你的操作技巧有问题。反过来说也成立：如果你的操作技巧有问题，你就无法从中获取快乐。

这件事在工作、职业以及生活方面，都同样适用。每天早晨工作之前，我都会对自己说："好好享受工作的乐趣。"如果你能坚持读到这里，肯定能感受到我写书这件事达成了双赢，它既带给了读者思想的润泽，同时带给了我满足和乐趣。享受乐趣、好好工作，是装满杯子的最佳方法之一。如果无法干一行爱一行，你的杯子便四处漏水，根本装不满。到了那个时候，也许你就需要找点别的事去做了。

别等老了再谈性，别把享受留到日后，别舍不得享受幸福。

抓住机会，及时行乐。

☀ 试着笑一笑

当你在做报告或演讲总是出错的时候，当你手忙脚乱或手足无措的时候，当你找不到你需要引用的数据或发现自己引用了错误的数据的时候，你会怎么办？

试着笑一笑吧。试着在这件事中找寻到乐趣，也可以尝试自嘲。这样做既展现了你的自信，也会让别人觉得你对事情出错感到非常惊讶。它能让你的对手觉得这是个有趣的"故事"。

幽默是销售中化解尴尬的撒手锏，更是促进成交的利器。研究表明，语言幽默、妙语连珠的销售员更容易谈成生意。"好吧，X 美元成交，您还可以把我的宠物青蛙一并带走。"如此，便能以更低的价格达成交易。客户笑得越大声，越好讨价还价。当然，前提是你讲的笑话必须好笑。

对销售人员来说，幽默可以吸引客户注意，与客户建立和谐关系，打破人际僵局，让客户更容易记住你的话，让客户爱听你说话。专业演讲者也是如此。老话说得好：幽默用得好，就用不着大喊大叫了。当然，你必须确保幽默运用得当，时时刻刻小心翼翼。如果进入角色过快，太早表现出友好的一面，有些人就会心存防备。

爱默生说："如果你想安静地统治这个世界，就必须具备幽默的素质。"这句话同样适用于办公室。《轻轻一点》一书的作者马尔科姆·库什纳认为，适当地运用幽默可以"缓解紧张，巩固关系，激发动力。在今天这个竞争激烈的环境中，幽默可以帮助你更胜一筹"。

做生意就像做爱，不应该是让人痛苦的。

库什纳讲了一个故事：

一位名为阿德尔·罗伯茨的女警官去处理一起家庭纠纷。她刚接近那家，一台电视机就从窗户里飞出来了。她用力敲门，敲门声盖过了屋内的喊叫声，好让他们听见。

"谁？"一个愤怒的声音从室内冲出来。

"电视修理工。"罗伯茨回答。

男人大笑着打开了屋门。如果罗伯茨回答"警察"，想进门就没有那么容易了。

在当今社会的工作环境下，幽默化解怨气和消除抗拒心理的作用尤为重要。研究显示，通常情况下，49%的职场人士在工作场合都或多或少有些怒气，另外49%的人说他们总在办公场合大发雷霆。

据我所知，有的销售人员还被客户用枪威胁过。有时候，他们的确罪有应得，但是这种对于销售人员的抵制行为，实在是过于小题大做。

建议：

　　※ 对方开心大笑时，绝不会一枪崩了你。

　　※ 当场景变换的时候，人们很难记住对方在前一个场景中说了什么，却能记得和你说话的感觉。

对管理人员来说，自嘲式的幽默方式有助于拉近自己与下属间的距离。这表示了上司经得起开玩笑。

在化解家族成员在财富分配问题上的矛盾时，杰克·肯尼迪用的方法是告诉所有人，他收到了父亲寄来的电报。"亲爱的杰克，"他念道，"不要用钱去买不必要的选票，多一张都不需要。我是不可能再为另一次选举的胜利花钱啦。"

一位主管刚刚晋升为经理，老板强迫他制定一系列令人厌恶的新规定，这使他左右为难。政策制定后，这位新经理还是将其张贴了出来，只是在最下面加上一句话："领导人希特勒。"上司看到后，以"不恰当"为由把规定从墙上撕了下来。无所谓，反正下属们都已经看过了。

"我们看完那些规则了，"一位下属说，"我们很清楚他想要强迫我们，有一个铁拳摆在那里，但经理还愿意给它套上天鹅绒手套，并以此为噱头尽显幽默，还不忘拿它来自嘲，这已经很给大家面子了。"

另一位中层管理者别出心裁，他给自己找了个表情不怎么友好的"娃娃"，里面还带着录音带。他想说什么，就提前用"娃娃"录好了。"请将你尊贵的臀部坐到椅子上，赶快开始工作，别浪费时间。"他觉得有必要时就播放录音，这样下属们既能知道上司的心思，也不会有被冒犯的感觉。

正如幽默大师库什纳所说，"用严肃的态度对待工作，但不要对自己过于严肃。无论工作多么严肃，自嘲总是不错的。"当然，自我贬低切忌过度，别把自己搞成神经兮兮、丑态百出的卡通人物。我碰到过一位老板，他热衷于贬低自己，虽然人见人爱，却无法获得对方的尊重。

很明显，展露笑颜能让你更健康：缓解压力，刺激免疫系统，加速机体修复，缓解疼痛，提高大脑反应的灵敏度，提高记忆力。据一位研究人员说，大笑也是体育锻炼的一种，笑一百次，相当于在划船机上锻炼10分钟。放心笑，屁股上长不了水泡——至少一般情况下不会。

在印度，研究笑容的大师卡塔利亚博士开设了专门的课程，把所有学员聚集在一起，让他们大笑。他们不讲笑话，只做"大笑练习"。我猜这位博士收费应该不低吧。

☀ 享受欢乐是对自己最好的奖赏

大家都说美德是自己对自己最好的奖赏，但在我看来，享受欢乐才是对自己最好的奖赏。而且它能让你在商场上积累财富，在管理上制胜。做生意需要长期奋斗，如果你能让做生意的过程比到达终点更有乐趣，对你自己和你的同事来说，整个过程将会更加多姿多彩。旅行的过程越艰辛，目的地对你的吸引力越小，顺利到达终点也就无法让整个旅程变得有意义。到达终点时，可能所有人都会感到失望。

做生意可以像做爱。而做爱是整个宇宙中最实在的事：整个过程充满欢愉。

去尽享欢乐吧！我知道我们在谈论工作，而且你拿工资的理由也不是因为做工作是一件轻松的事。但这并不代表你不能从中找寻到乐趣。津巴布韦的商业大师说过："如果你能走路，你就能起舞。如果你能说话，你就能高歌一曲。"

当然，你一定想急于达成自己的远期目标，但如果你不去珍惜当前拥有的东西，那又怎能保证会去珍惜之后得到的那个无法预知的结果呢？不要等老了再做爱。

努力把工作变成一种享受。你可以想象一下，上班时欢欣鼓舞，下班时投入自己的爱好，这种生活多么惬意啊！尽自己所能让下属们享受工作的每一刻与干自己最喜欢的事一样，会让下属们干活时也充满动力，如果真能如此，你就不用再为业绩发愁了。

你能做到这一点吗？也许不能。这里不是奥兹国仙境，这里是地球。从死猪身上拔毛、剔脂肪，你能获得多少乐趣呢？但即便如此，你也要尽量努力，让下属们爱上工作。你越能接近这个理想中的目标，即便只是向前迈出了一两步，你自己、你的下属和公司也会获益良多。

☀ 尽你所能去"说服大象"

培养下属对工作的兴趣时要注意一点：别把自己的兴趣强加在下属身上。

一位总监就弄巧成拙了，她在办公室里发糖，但不幸的是，周围大部分同事都在减肥。她在办公室放莫扎特的音乐，但大家都不喜欢听。最后，她决定在办公室悬挂励志标语，还坚持让大伙儿每人贡献一句。这一招终于奏效了，至少有一个人愿意买账。上次我去她们公司，励志标语还挂在办公室门口："尽量去说服大象，尽你所能向长颈鹿推销吧。"

也许在你看来，这句话根本不励志，甚至还让你满心疑惑。实际上，它回答了一个古老的哲学问题："你要怎么处理一头拿着三个球的大象呢？"

你应该尽力去说服大象，然后卖力地向长颈鹿推销。愿这句话能给我们所有人以启发。

☀ 工作之余给自己找点乐子

前面我们已经讲述过林肯当总统前的大致经历：从政治上的溃败到罹患抑郁症，再到内战爆发。除此之外，林肯还遭受了丧子和丧妻的痛苦。

建议：

让自己享受生活，给自己找点乐趣吧！看看这样做会发生什么。

很显然，享受生活的方法不计其数，它们可以提高你的幸福感。但唯一的问题是，为什么有那么多方法，大家却视而不见呢？想过什么日子，怎么做才能让生活更加丰富多彩，只有你自己最清楚。我可以贡献几个妙招，对我来说，这些方法是我的同事们觉得特别有效的。

策略：

这个办法已经被强调了千万遍，但我还想再唠叨一次，那就是培养与家人和朋友的关系。《高层智慧》一书的联合作者詹姆斯·西特林说过："真正的成功绝不是为了事业而牺牲家庭。相反，它应该是家庭的温馨和事业的成就二者之间存在着互相促进的因果关系。"事业伙伴和生活挚友并非说来就来，友情需要你的精心培养，悉心灌溉。

心理学家认为，友好的人际关系是收获幸福的前提，金钱则排在其后面。和谐的人际关系可以提高你的心理修复力，让你有勇气面对逆境。虽然在一些国家，许多人并不愿意接受这个观点，大多数人更偏爱那些凭借自身努力白手起家的神话。

建议：

站起来，弯腰抓住鞋带，看这样你能走多远。这就像拽着自己的鼻子，想把自己提起来一样。

试图创建有利于家庭生活的首席执行官们正在学习中实践他们的理念，他们并不仅仅想挽救自己的家庭。金矿软件公司的首席执行官凡斯·布朗曾说过："我将这个理念称为'平衡效应'。对公司来说，员工是最重要的资产，我们需要让大家保持生活的平衡。但光说不练行不通，员工迟早会看穿你的小伎俩，你必须以身作则。"

我和凡斯聊天时，他两岁的儿子正在办公室的白板上画画，对小家伙最好的奖励是把他的画打印出来。特别是几分钟后，他和爸爸就能带着那张画回家了。

迈克·古德里奇是一家工程建设公司的首席执行官。一次万圣节，古德里奇在这之前曾许诺要和孩子一起玩"不给糖就捣蛋"的游戏。但那天有一场会议需要开很久。为了兑现诺言，他提前离开了会场。这是个好榜样，古德里奇以身作则告诉下属们不要为了工作而牺牲家庭。

策略：

※ 当你出差的时候，未必总要一个人去，完全可以在某些行程中带上妻子或全家人。据统计，每年大约有 2500 万次公务旅行是带着孩子的。工作时有家人的陪伴，这相当于度过了一个短暂的家庭聚会。如果其中包括周末，还可以为公司节省一部分开支。

※ 即便对方不是客户而是陌生人，你也要将对方当成同伴对待，甚至包括和你通电话或邮件的人。与政府官员相比，这些人有趣多了。照这样去做，你在人际交往中会有惊人的收获，最终这也会促进你事业的发展，

对你的个人生活更是影响深远。

※ 做任何事都要以目标为导向，而不是以时间为衡量的标准。如果把过多的注意力放在时间上，无异于瞎耽误工夫，最终很难有所建树。另一方面，当时间有限时，在一定时间内完成某项任务，你会觉得时间很紧，无论任务多艰巨，时间都不够用。想想参加大学考试的情形，本来你有很长的时间，但是你很快就会发现时间所剩无几了，你的试卷上面却还有很多的空白。

时间极其有限，而你还有很多任务要完成，此时你要专注去完成任务，尽量充分利用每一分钟。

策略：

※ 工作日要善待自己，可以短暂地去喝杯咖啡，或者看一段搞笑视频。别对周末抱太大期望，否则你会很失望。这样一来，你在周日的晚上很容易忧郁，并且在周一早晨都快崩溃了。

※ 如果你为过去未做某事感到后悔，那就问问自己，现在做是不是真的太迟了？如果让你后悔的是 20 年前上高中时没有当上啦啦队队长或者学校的风云人物，那的确太晚了。至于其他的事情，大多时候，并不像你想的那样自己已经太老了，现在太晚了，后悔已经来不及了。谬论！你知道自己还年轻，一切还来得及。

你从来不后悔吗？好吧。那是你的选择，就像你现在悔不当初一样。

想象一下：你比现在又老了 10 岁或者 20 岁，你会为今天没有做什么而后悔吗？你觉得日后自己愿意付出什么代价来重获今天错过的机会呢？

注意多锻炼身体

策略：

多锻炼身体。

如果你平时热爱运动，那么你每天会感觉精力格外充沛，工作效率也会提高很多。坚持锻炼身体，至少一周三次，长此以往，身体会适应节奏，日后有任何需要，身体自然会发出信号。有时候，你甚至会依赖于身体的反应。如果实在没有时间锻炼，简单散散步也很好，你会感觉一直伴随自己的紧张疲劳感被一扫而空。

威斯康星大学的抑郁症研究专家指出，抑郁症患者如果有慢跑的习惯，就会比那些单纯去看医生的患者更容易康复。当然，我也了解过其他研究，对精神疾病患者来说，无为而治和接受心理治疗的效果几乎一样好。但即便如此，与什么都不做相比，慢跑还是有效的。吉姆·菲克斯在他的著作《完全慢跑手册》中记载过一件事，苏联的一家公司通过建立员工跑步制度，成功将员工的年生病次数由 436 次减少到 42 次。

我们的身体需要锻炼，就像我们需要食物和水一样。如果不顾身体所需，不好好保养，身体就要罢工。身体垮了，生活和工作必然受到影响。

当然，你已经知道这一点。但还有一点你要知道：如果你不去践行，知道再多也没有用。

鞋子博物馆和童子军

策略：

※ 多倾听自己内心的声音，不断学习自己感兴趣的事物。读书，会

让你领略到不一样的风景，也会让你受益匪浅。我每个月都要阅读《史密森尼》杂志每一期的每一篇文章，阅读了包罗万象的内容。虽然有的文章很无聊，但大多数非常有趣，大部分文章都像那篇叙述鞋子博物馆的文章一样趣味十足。

※ 还记得童子军们日行一善的守则吗？试着效仿他们，在其他人的生命里用真诚的鼓励或表扬让对方度过不同寻常的一天。为别人喝彩，也能收获快乐，同时可以洒下爱的雨露。这样肯定好过"每时每刻坐在屋子里生闷气，指责如今世道不公"。夸赞别人更能让你心情愉快。世界上并非所有人都冷漠，至少你不会永远都冷漠。

☀ 把浪费的时间找回来

策略：

※ 如果碍于工作无法兼顾业余爱好，那就制定一条规定，每周至少做一次自己喜欢的事。或者列出清单，写下自己想做却一直没有做的事，然后立刻行动起来。

※ 想办法取得更多的休闲时间。

越来越多的人认为，自己的收入不值得自己去忍受激烈的竞争。黄朝虹离开了自己参与创办的 AST 研发公司，抛下了一场纷乱的企业运作，也放弃了数十亿美元的事业。辞职后，他花了一年时间彻底放松，在家照顾家人、陪孩子玩耍。如今，他创立的公司要小很多，而他的生活充满了更多的快乐，不再像之前那样压力重重。

　　对你来说，也许装满杯子意味着要削减生活开支，这样你才能在工作上对自己放松要求，或者找一个工资微薄但空闲时间多的轻松工作。我在前面的章节中说过，越来越多的人开始加班加点地工作。"家庭与工作协会"的一项调查报告显示，在最近 20 年内，每个人每周平均工作的时间由 43.6 小时增长到 47.1 小时。按每天工作 8 小时计算，如此一来，一年就多出一个月的工作时间。

　　不仅如此，越来越多的人开始身兼数职。有些人的假期和病假越来越短，而有些人在休假时甚至比工作时还要忙乱。有一个紧急救援小组，在荒野中发现了几位徒步旅行者，他们随身带着笔记本电脑，却忘了带维系生存最基本的食物和水。

　　那些无休止的办公室生活，也逐渐侵入我们的生活。正如艾丽·霍奇费尔德在《时间的束缚》一书中所说，行程表中涵盖了一天 24 小时和一周 7 天，让我们在生活中几乎窒息，这其中包括社会上的婚丧活动、约会和运动课程等。对他们来说，放松的时间真的是和钻石一样珍贵。

　　有时候他们甚至连放松都不是真正意义上的放松，这叫停工期。对他们来说，既有效率又恰当地利用时间的方法就是工作。停工期和机械故障差不多：有时候，在必要的时候，任何讲求工作效率的企业都会尽力避免出现这种情况。

　　发明停工期和多工作业两个词的一代人，也是一直担心自己会变成商业机器中的齿轮的一代人。

　　休闲的时间越来越短，许多社会学家对此颇有微词。在他们看来，之所以时间总不够用，就是因为我们浪费了太多时间看电视或上网。当然，如果我们能够将我们浪费的时间找回来，那真的是太好了。但你的工作经验如何呢？你觉得自己的工作时间延长了吗？你觉得自己身兼数职，正在重复那个古老的笑话——经济体又创造了 20 万个工作岗位，你自己就独占三个了吗？

　　你可能在想，自己到底在为谁工作。将生活归于简单，削减开支，你是否会更开心？在《选择平静的生活》一书中，苏珊·史密斯·琼斯博士写道：对生活的简化就是对身体的重新激活。除此之外，她还补充道，"不要被从众心理束缚住思想，别人不断地加快脚步，并不意味着你也要跟着这样做。"

梭罗说，"拥有最廉价幸福的人才是最富有的。"在瓦尔登湖畔的小木屋里，梭罗度过了生命中一段美妙的时光，虽然我记得他只在湖边住了一年，而不是一辈子。

玛丽·安·哈尔平和她的丈夫乔·克洛伊曾经在洛杉矶开了一家小摄影棚，他们一周工作六天，一天工作 10 小时。即便如此，高额的租金仍然难以支付。如今，夫妇俩经常在野外拍摄，一周工作四天，剩余的时间都在充分放松，享受生活。

"大家总对我说，'你真幸运。'"哈尔平告诉研究家庭办公的专家保罗和莎拉·爱德华，"但这和幸运完全无关。你要明确自己最想要什么，什么能让你快乐，什么能使你平静下来，然后逐渐放慢生活节奏，做出自己想要的改变。"

如何花钱，你自己说了算，但是你也许要依据时间成本来预估一下潜在的购买可能性。因为购买任何东西，你花费的都是时间成本。根据《金钱》杂志统计，在平均工资下，1916 年，挣得购买一台冰箱的钱要花费 3162 小时，如今只需 68 小时。冰箱的价格便宜了许多，相反，学费却增长了不少。1966 年，挣得公立大学一年的学费要 160 小时，但如今却需要 260 小时；私立大学就更别提了，从 537 个小时上升到了 1295 个小时。

策略：

算清楚你工作一小时能挣多少钱，然后想想你挣足购买新衬衣、新西服或 SUV（运动型多用途汽车）的钱需要花费多少工时。如果你乐在其中，那就很好。如果不是，也许你花钱花得并不开心，把钱留着或许是更好的选择。也许你可以想个办法把浪费的时间找回来，今天完不成，过几年也可以。《邻家的百万富翁》一书中的财富秘诀是什么呢？据该书的作者说，秘密的核心是他的生活方式。致富并非要你停止任何娱乐活动，而是要你珍惜手中的金钱和时间。

在过去 50 年中，家庭成员的平均数量变得越来越少，新建房屋的平均数量却多了一倍，可见人们的家里一定都塞满了更多的东西。

建议：

时间就是金钱，对我们来说这句话再熟悉不过了。其实，时间比金钱更宝贵。"时间比铂金更宝贵，比日落更易消逝。"之前一位教过我的教授曾如此有诗意地描述时间。追根溯源，我们花费的金钱就是时间。正如爱默生所言，通常情况下，这种金钱太宝贵了。

在当今社会，奢侈品转化为必需品的速度非常快，欲望瞬间就会变为需求。我们谴责物质至上主义，但与此同时，我们却向孩子灌输这种观点：买自己喜欢的东西，可以放松身心。最近一项研究显示，71% 的美国人认为电视机是生活中必不可少的，40% 的人认为生活离不开微波炉，超过 25% 的人认为 VCR（录像机）、电话录音机、电视机遥控器、电脑和基本的有限频道都是必需品。这些人都不是在开玩笑。当然，人们收入越高，被列入必需品清单的东西就越多。例如，在年收入超过 5 万美元的人中，56% 的人认为生活离不开信用卡。

另一本写得更好的自助类书籍提到，将骆驼塞进针眼比富人进入天堂容易多了。当然，书中没有说富人就一定无法进入天堂，毕竟美国是非常富有的国家。也许太多人都把时间花费在了如何让大块头的骆驼通过小小的针眼上。

奥斯卡奖得主罗德·斯泰格尔接受一家杂志社采访时说，对他而言，成功的定义是可以自主支配生命中的时间。"一个拥有一家店铺的鞋匠，在某个清晨起床时毫不犹豫地对自己说'今天我不开工'，这才是真正的成功人士。"

❀ 永远保持感恩的态度

策略：

不要满足于日行一善。

本·科恩曾是本杰瑞冰激凌公司（Ben&Jerry's Ice Cream）的首席执行官，辞职后，他把更多精力投入到慈善事业和对艺术的追求上。和其他许多人一样，网络专家杰奎·丹尼尔也利用业余时间做慈善。"我也想永怀所谓的'感恩的态度'。"她说，"在帮助别人的过程中，我自己的问题也得到了解决。有时候，我把难题撇在一旁不管，它却自然而然地解决了。即使无法解决，至少我的情绪也变好了。"

非营利性组织极为渴求具备商业才能的人，而你永远也找不到一种更合适的方法来满足它们。比尔·索尔是"分享我们的力量"（Share Our Strength）组织的创始人，该组织试图从商业视角出发，用"唯利是图"的方式来做慈善。对索尔来说，帮助别人既是帮助自己，也是建立更好世界的最佳方式。也许用自己的方式帮助非营利性组织创造财富是协助别人的最好做法。

"创造财富很有趣，"索尔说，"既能收获快乐，又能回报社会。一切真的很简单。"

一些非营利性组织还提供公益假期。度过这种假期成本很低，在游山玩水的同时还能帮助别人做些有意义的事。

来自亚特兰大的帕特·巴卡尔一直想加入"和平队"。她利用假期时间为"全球公民网络"（Global Citizen Network）工作，参与了肯尼亚的健康中心的筹建。15年来，比尔·谢帕德一直利用假期时间和"塞拉俱乐部"的成员一起建造和修护山间小路。之后，他退休了。但他只是从工作岗位上退休，并没有停止参加公益活动。其他公益假期参加者加入了诸如"仁人家园"（Habitat for Humanity）等公益组织，或参加考古挖掘工作。

用科学的方式打发时间

策略：

享受每一分钟的休闲假期。

你知道"休闲科学学会"吗？（不，授课地点并不在保龄球馆里。）根据这个学会的观点，我们根本不知道如何正确地打发时间。普遍来说，大家在被动娱乐上浪费了太多精力，例如看电视、听收音机、看电影等活动。通常，这些只能为我们带来瞬间的愉悦感，丝毫没有挑战性可言。

"你可以这么认为，长期缺乏心理刺激会导致焦虑。"宾夕法尼亚州立大学从事休闲方面研究的教授杰弗瑞·戈比博士说。我在最近一次研讨会上提及戈比博士的观点时，有人想知道宾夕法尼亚州立大学是否真有教授在从事休闲方面的研究，这家伙是不是个"老懒鬼"。笑话的事先不提。据相关研究显示，那些消耗大量体力和脑力的活动，才能带来更强烈的满足感。也就是说，下班回来，你也许只想看看电视，但如果花时间陪孩子玩玩，练练低音管或搭个铁道模型，你也许能收获更多欢乐。

美国人要平均花费三分之一的业余时间看电视。与看电视相比，社交活动和阅读虽排名第二和第三位，但占用的时间却少得可怜。这些人经常抱怨，他们想和朋友多聚聚，多读点书，但就是挤不出时间。

甚至根据某项理论，我们会把自己最喜欢的电视剧里的人物当成朋友。很多情况下，这些"朋友"生活太幸福，家中财力雄厚，因此对比之下，我们更不满足于现状。我不确定，多看反映穷人悲苦生活的电视剧是否能让你心情变好。

有趣的是，研究表明，一个人看电视时间越长，其对电视节目越不感兴趣，但关电视却变得越困难。

策略：

　　运用你的休闲时间来尽量地补偿你的工作，用那些你可能错过的事情来使你的人生更加美满。

如果你是脑外科医生，每时每刻处于精神高度紧张的状态，那你就该趁着假期干点不用动脑子，甚至较为繁重的体力劳动，比如洗车。相反，如果你靠洗车谋生，每天只需付出体力，脑子都快闲出病来了，那就该利用业余时间好好开发开发智力。当然，你不用主刀做脑科手术。

"我经常独立开展工作，"一位杂志编辑说，"有一种与世隔绝的感觉。我只热爱长跑，但这样只会雪上加霜。如果不是担心自己的健康问题，我也许早参加成人聚会去了，但最后，我还是加入了一个网球俱乐部，那里也可以满足我的社交需要，而且更衣室更干净。"

我认识一位销售从业者，他的女儿有先天缺陷。为丰富生活，他加入了慈善组织。这些慈善组织为他的家人和其他面临同样困境的人提供了许多帮助。"我善于推销，可以帮助慈善组织获得更多捐款。"他说，"然而从早到晚，我收获甚少，一整天里我经历太多次拒绝，备受打击。因此，我决定转移阵地，寻找需要帮助的人。我不再向人们索取，而是想方设法给予对方回报。谈话时，对方总被我感动。相信我，白天时我可没有受到过这些待遇。"如今，一到傍晚，他就等不及开工了。慈善组织的工作让他的生活丰富多彩起来，让他更心怀感激，同时也强化了他的销售技巧。

☀ 利用好碎片时间

策略：

好好地利用碎片时间吧！我们之所以总感觉可支配的时间太少，那是因为时间总是以细小的、无用的碎片模式呈现：花 20 分钟等待某人或等待某件事发生；花 7 分钟做好准备工作，但又不急着离开。

销售人员会发现，自己的一天完全是由时间碎片拼凑而成的：在两个约会之间的空白时间；提早结束的会面以及会谈取消。因此，所有销售人员都是利用碎片时间的大师。利用一分钟碎片时间，就减轻了后续工作一分钟的负担。

不要浪费生命中的一分一秒，尽管它们很短暂。

如果不能工作或不想工作，那就多读些书，多做做放松练习。还记得前面提过的一分钟假期吗？抓紧时间自我放松。排队等待或其他形式的等待是否让你压力倍增？为什么不利用这段时间有意识地放松一下，或改变衡量的标准展望未来，或者思考人生，或者干脆享受这一天，或者四处瞅瞅周围的人或建筑物，或者检查自己的站姿，或者练习深呼吸……总之一句话，给自己找一件事来做总没错。

建议：

利用等待的时间疏解压力，不要给自己增添任何负面情绪。

策略：

成功地管理时间并不意味着要你尽可能地将每一分钟、每一小时甚至每一天填满，而是充分利用时间做该做的事，让自己离目标越来越近。

◦ 别把自我价值和工作联系起来

策略：

认识你自己，这和你从事的工作毫无关联。如果你把自我价值和工作联系起来，那你迟早会迷失自己，因为大家都有退休的一天。除了为解决生活需求而工作外，你还能去做许多有意义的事情。

你和你的工作毫不相关，不论你在职场上是万众瞩目还是惨不忍睹，事业并非衡量你人生的唯一标准。众所周知，许多人在事业上非常成功，但在做人上却非常失败。有些事业有成者整天郁郁寡欢，而有些一无所成的人却非常快乐。不能否认，世界上的确存在一些幸运儿，他们事业成功，生活幸福，身边不缺好友和爱侣，他们是下一代眼中的完美榜样，却从未有过薪水优厚的工作。

"哪里都挂着他的照片，"一位下属这样描述他们公司的董事会主席，"一提到他的名字，大家的口吻都饱含崇敬之情。但除了让自己更富有外，他真正为社会又做过哪些贡献呢？在我看来，无非是招摇过市，并且理直气壮地生产出一堆既没有用又破坏环境、浪费能源的破烂东西。"

"他还提供了很多就业机会呀，"我说，"否则你要去哪里工作？"

"话是没错。但看看下属们生活得如何就知道了。估计参加老板的葬礼时，没有人会因为这个颂扬他的好。"

建议：

　　或许现在的你过得就很幸福，按某种标准来讲也属于成功者。那么，你完全没有必要去获得某些人眼中定义的成功。

　　一个朋友曾谈起一位非常成功的商业伙伴，"他放弃了他的整个生活，唯一的目标就是挣钱。直到他成功了，才发现他除了获得的财富之外一无所有。这意味着他根本不知道怎么去花这些钱。因为他从没有过生活，所以他不知道怎么用这些钱。即使他有时间来享受这笔财富，但是他没有，因为他已经习惯了过不停地挣钱的单调生活，甚至无法想象脱离了这样的生活会是什么样。当然，追求财富也是一件美妙的事，因为钱是永远挣不完的。所以他继续追逐，仅仅是因为他不知道生命中还有其他什么可以做的。"

　　我和大多数人一样喜欢钱，甚至比大多数人犹过之而无不及。而且一个体面的头衔能让人印象深刻。（尤其是能让那些我们一点儿也没有兴趣记住的平庸之辈印象深刻。）但是永远别忘了，这是一场交易：等价交换。你永远要去衡量你所得到的与你所放弃的之间的价值。

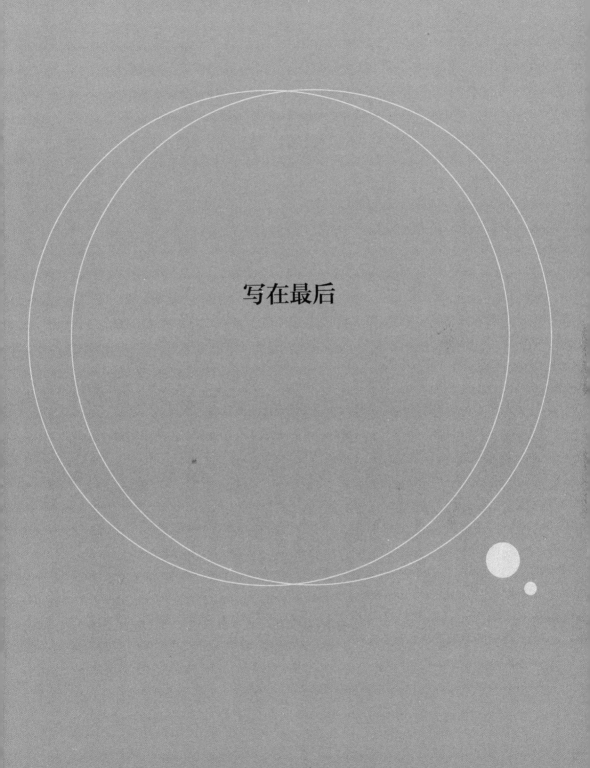

写在最后

在本书的最后一章，我想再讲个非比寻常的、往客户的杯子里倒水的例子。我想用一种既古怪但适宜的方式，来为这本既古怪又适宜的书做结论。

几年前，有一位市场营销专家，提出了一个他自认为极具独创性的想法。世界上有那么多不开心且孤独的人，他要以此为契机来达到双赢：既给那些可怜的家伙以安慰，自己又可以赚钱。具体方法是针对客户提出的问题写出个性化解决方法，然后寄送给对方。

在建立客户问题数据库和建议数据库后，他发现许多人都有类似的问题，所以他在归纳总结之后，将其交给下属来快速写出标准化内容，工作效率也明显提高。最后，所有客户都得到样本化的答案。他也在小型画报上刊登了公司广告。不久，大量问题席卷而来。

他只读了四封信，很快就放弃了这个计划。

"我意识到我要面对的都是活生生的人，"他说，"这根本不是所谓的商机。我提供的每个建议都会切实影响到对方的生活。他们背负着如此沉重的包袱，那是我未曾经历过的。我提供不了什么样本或者好建议。我没有权利擅自介入别人的生活。最后，我把钱全都退还给大家，并且独自承担了广告费用。"

除了退钱，他还给每位来信者附上一封手写的回信。其中一封信的内容如下：

亲爱的兰尼：

感谢你的来信。听到你的遭遇我十分难过。但有些时候，我们能做的只有忍耐，直到最终过上向往已久的好日子。我知道你已经忍了很久，也看到了曙光。之所以把 9.95 美元归还给你，是因为我希望你能拿回属于你自己的钱。

从信中可以看出，你比我更需要这笔钱，我真心希望你一切都顺利。我也希望你不要丧失信心，坚信幸福会敲响你的房门。

此时此刻，你感觉自己很渺小，很孤独。但实际上，你并不孤独。你是一个可爱的平凡人，是我们这个大家庭中的一员。从生物学角度看，你的基因记载着先辈们经历的点点滴滴。曾几何时，他们也被奴役过，也曾饱受苦难，但总有一天，他们的后辈，也就是你，终将主宰自己的命运。经过数十亿年的进化，经过无数种可能，才有了今天的你。

如果你整天妄自菲薄或破罐子破摔，那么你就贬低了所有人，更辜负了我们共同的祖先。

除此之外，你是世界上独一无二的个体，你就是一个奇迹，和那些伟人不相上下。你和耶稣、爱因斯坦、林肯、莫扎特和凡·高等伟人一样，体内也蕴藏着巨大的潜能。想法，感觉，欲望，当然还有最神圣的自由意志：控制诸多感觉和欲望的能力。因此，凭借自由意志，你便能掌控自己的命运，选择如何度过今天以及今后的每一天。

你的责任就是充分运用自由意志，运用祖先和社会留给我们的有利条件，做名副其实的万物之王。你要充分利用生命中的每个时刻，参与到驾驭命运的大业中来。

祝福你

贝瑞·马哈

建议：

半空的杯子不会成为你的目标，半满的也不会。将水加满吧！